身近な薬物のはなし

タバコ・カフェイン・酒・くすり

身近な薬物のはなし

タバコ・カフェイン・酒・くすり

松本俊彦

岩波書店

目次

装丁　後藤葉子（森デザイン室）
装画　もんくみこ

第1章　本当に有害な薬物とは？

最大規模の害を引き起こす薬物

俳優やミュージシャン、あるいは、有名大学運動部の学生……社会で目立った活躍をする人々が違法薬物で逮捕されるたびに、テレビやネットニュースは連日その話題で持ちきりとなります。そして、必ず付せられる煽り文句は、「若者に薬物汚染拡大」「大麻が蔓延、検挙者増加」というものです。そうした報道に接するにつけ、いま日本における喫緊の薬物問題は大麻や覚醒剤であるかのような印象を抱く方も多いことでしょう。

しかし、その印象は正しいのでしょうか？

自らも回復した依存症当事者である米国の依存症専門医カール・エリック・フィッシャーは、著書『依存症と人類』のなかでこう述べています。[1]

「最大規模の薬害——依存症を含む——は、ほぼ必ず合法な製品により引き起こされるという事実は、繰り返し、そして『選択的に』忘れられている」

似たようなことを、依存症史研究の第一人者デイヴィッド・T・コートライトも、著書『ドラッグは世界をいかに変えたか』において指摘しています。彼は、人類に最も大きな健康被害をもたらしている薬物として、アルコール、タバコ、カフェインの三つを挙げ、これにビッグスリーという名称を与えました。一方、ビッグスリーほど深刻な問題をもたらしていないにもかかわらず、厳しい規制の対象とされてきた薬物として、アヘン(オピオイド類)、大麻、コカの三つを挙げ、これらをリトルスリーと名づけています。[2]

要するに、社会は、ビッグスリーが引き起こす健康被害を、フィッシャーの言葉を借りれば「繰り返し、そして『選択的に』忘れ」ながら、さもリトルスリーこそが優先すべき社会の最重要課題であるかのように喧伝し、その使用者たちへの人権侵害的な厳罰政策を許容してきたという経緯があるわけです。

嗜好品と文化

驚くかもしれませんが、実は、薬物の合法/違法の区別には明確な医学的基準は存在しません。むしろ文化的にメジャーな潮流にあるのかどうか、税収や大企業の後ろ盾があるのかどうか、さらにいえば、政治的に優勢な層がその薬物を気に入っているのかどうかの方が、はるかに重要な影響を与えます。

ここで、本書でいう薬物について、私なりの定義をしておきましょう。薬物とは、脳に作用する薬物全般を指していて、私たちの精神活動に影響を与える化学物質の総称です。それは、私たちの気分を高めたり、リラックスさせたりと、「気分を変える」効果があり、なかには、意識状態を変容させて私たちに「非日常」を体験させてくれるものもあります。

いずれも、もともとは地球上の様々な植物のなかに含まれていたものであり、私たちの祖先はおそらく偶然そのような効果を持つ植物と出会い、発見したのでしょう。しかし、そこで終わらないのが人間です。私たちの祖先はそうした植物を集め、栽培して増やし、さらには有効成分を抽出・精製、人工合成し、様々な薬物を開発して、病気の治療に使ったり、宗教儀式に活用したり、単に「酔い」や「ハイ」を体験したりするのに役立ててきました。その意味では、人間とは「薬物を使う人、ホモ・メディカメント(homo medicament：原意は薬師《くすし》。かつての医師や薬剤師の役割を果たしていた人を指す)」である、といってよいほどです。

「酔い」や「ハイ」を体験するための薬物にかぎっても、世界の様々な民族や地域、文化圏には、生活習慣に根づいた、それぞれの「お気に入りの薬物」があります。穀物の収穫量が豊かなユーラシア大陸の国々、とりわけヨーロッパ文化圏で最も長く愛されてきた薬物は、何といってもアルコールでしょう。特にキリスト教文化圏ではそうです。なにしろワインは「イエス・キリストの血」なわけですから。

一方、宗教上の理由からアルコールを嗜《たしな》まないイスラム教圏やヒンドゥー教圏では、嗜好品として大麻が用いられてきました。北アフリカから中近東にかけての国々ではコーヒー、中国では茶、そして、南北アメリカ大陸の先住民たちのあいだではタバコ、南米ではコカが用いられてきました。ちなみに、アメリカ先住民の場合、特に宗教的な儀式ではペヨーテ(サボテンから抽出した幻覚薬)のようなサイケデリック系の薬物を用いる風習があり、ある部族では、成人の儀式に際して部族の長老から「正しいペヨーテの使い方」を教わる伝統があったそうです。

薬物文化のグローバル化と「サイコアクティブ革命」

こうしたローカルな薬物文化が一気にグローバル化していったのが、コロンブスの新大陸発見につづく大航海時代です。この時代、ヨーロッパの人々は、コートライトのいう「サイコアクティブ(精神作用)革命」を経験しました[2]。南米からはカフェインとカカオ(ここにも少量のカフェインが含まれています)が、アメリカ大陸からはタバコが、中近東からはコーヒー、中国からは茶がやってきて、それまでアルコールしか知らなかったヨーロッパの人々を狂喜させたからです。

植民地政策と奴隷労働が、こうした新しいサイコアクティブ・サブスタンス(精神作用物質)の生産能力を一気に押し上げました。同時に、それを依存性薬物と分類すべきかどうか議論のあるところですが、やはり植民地での奴隷労働によって大量生産が可能となった「砂糖」の存在が、人々の新しいサイコアクティブ・サブスタンスの消費を加速させたのでした。そのままでは苦味が強すぎるコーヒー、茶、カカオ、タバコも、砂糖の添加によって絶妙な味わいと口当たりを獲得したからです(意外に知られていませんが、実は、タバコにも味つけに砂糖が使われてきたのです）。帝国主義国家の多くが、植民地で茶、コーヒー、タバコという薬物、そして、薬物というべきかどうかはさておき、「薬物消費触媒」である砂糖を作っては本国に仕入れ、あるいは、他国に売りさばいて巨利を得てきました。

こうした薬物が人々の生活に浸透していくと、あとは勝手に消費が加速していきます。というのも、これらの嗜好品は相互に薬理作用を打ち消しあって、それぞれの消費量を高めるはたらきがあるからです。コーヒーや茶、カカオ（チョコレート）に砂糖を添加することによってカフェインの消費量は増えますし、タバコはカフェインの代謝を早めるので、これもまたカフェインの消費を促進します。そして、カフェインの摂り過ぎで興奮した脳を冷却して眠りにつくには、大量のアルコールが必要となり、さらに翌朝、二日酔いのぼんやりした脳を覚醒させるためにカフェインが必要となる……。まさに「濡れ手に粟」のアディクション・ビジネスです。

その最たる例は英国でしょう。一九世紀前半、英国は、本国に茶を仕入れつづけるために中国にアヘンを売りつけ、返済困難となっていた茶の購入代金を帳消しにしました。その意味では、アヘン戦争の本質はアヘンの恐ろしさよりもカフェインの恐ろしさにあるといえるかもしれません。それから、タバコです。英国は、北米のアメリカン・インディアンからタバコを仕入れる一方で酒を売りつけ、彼らが酩酊している隙に土地を奪いました。それだけではありません。帝国主義の時代、列強諸国はこうした薬物貿易に課税して得た資金をもとに軍隊を強化し、ますます世界の植民地支配を強めていったわけです。

こうして考えてみると、薬物に対する厳罰政策を唱える為政者がよく口にする、「薬物戦争

（War on Drugs）」とは、結局のところ、人類と薬物との戦争ではなく、薬物同士のあいだで行われる戦争、もっといえば、民族圏・文化圏のあいだの戦争にすぎないことがわかります。そして、少なくともいまのところは、そのほとんどの戦争の勝者はアルコールです。その勝因は、アルコールが最も害が少ないからでは決してなく、単に愛好者人口が最も多いからにすぎません（なお、アルコールの健康被害や社会的弊害については、本書で今後触れていきます）。

米国が体験した二つのオピオイド危機

ところで、フィッシャーのいう「最大規模の薬害を引き起こす合法な製品」という観点から考えてみるならば、嗜好品だけを問題とするのでは不十分です。違法薬物の対極にある薬物として、一般に「よい薬」とされている、処方薬や市販薬などの医薬品を避けることはできません。医薬品の依存症問題を深掘りしていけば、依存症という現象の本質に迫ることができる——そう私は確信しています。

ご存じの方もおられるかもしれませんが、最近二〇年あまり、米国は未曽有のオピオイド危機に瀕しています。オピオイドとは、ケシの実から抽出されるアヘン、もしくは、その精製成分や人工合成された類似成分のことを指し、そのなかには、ヘロインのような違法薬物もあれば、医療機関で鎮痛薬として処方される、オキシコドンやフェンタニルといった合成オピオイドも含まれます。そして、北米におけるオピオイド危機の発端は、違法薬物ではなく、合法的な医薬品によって引き起こされたものだったのです。

オピオイド危機は、鎮痛薬オキシコドンの不適切な使用から始まりました。やがてオキシコドンの処方が制限されると、オピオイド独特の激しい離脱症状(俗にいう禁断症状)に耐えかねた人々は、しかたなく違法なヘロインを密売人から購入して離脱症状を鎮めるほかなくなりました。しかしまもなく、不正な手続きで入手された医療用麻薬フェンタニル――ヘロインの数十倍も強力なオピオイドで、しかもベンゾジアゼピンなどの不純物も含まれています――が流通するようになると、その健康被害は爆発的に拡大し、いまなお大量摂取事故による多くの死亡者を出しつづけています。

北米のオピオイド危機を引き起こした直接的な原因は、製薬企業による、安全性に関する不正確なプロモーションにあるといわれています。もちろん、そのプロモーションを鵜呑みにして安易にオピオイド鎮痛薬を処方した医師たち、さらには、慢性疼痛《とうつう》に対する心理的ケアを軽視し、薬物療法を偏重した米国の医療保険制度にも部分的な責任はあるでしょう。

しかし、製薬企業や医療システムを糾弾し、責任を押しつけても、しょせんは表層的な解決にとどまります。ここは一歩踏み込んで、オピオイドの乱用に陥った人たちが置かれていた状況、その人たちがオピオイドを必要とした背景を考えてみる必要があります。

オピオイド危機は、米国中西部~五大湖周辺のいわゆる「ラストベルト(錆びた工業地帯)」から始まり、いまなおそのエリアでの乱用が最も深刻な状況となっています。もともとこのエリアは米国屈指の工業地帯でしたが、一九八〇年代後半以降、米国の対中国貿易赤字が増大するなかで次々に工場が閉鎖となり、その結果、多くの人々が職を失い、生活が行き詰まる事態となりました。そして九〇年代以降、このエリアにおける中高年男性の自殺が増えるのと同期して、オピオイド危機が勃興していったわけです。

こう言い換えてもよいでしょう。このラストベルトの人々は、仕事を失い、生活に行き詰まり、屈辱感や絶望感のただなかで、いますぐ自殺するか、さもなければ、オピオイドによって心を麻痺させて何も感じないままゆっくりと死に向かうかの二択を迫られた、と。

実は、米国がオピオイド危機を体験するのは、これが最初ではありませんでした。一九世紀後半、米国本土において国民を二分して行われた南北戦争後、米国は最初のオピオイド危機を経験しています。その戦争は、自国民同士が奴隷制をめぐって争った、米国において最初で最後の内戦であり、あまりにも多くの死傷者を出しました。戦死者は両軍合わせて五〇万人を優に超え、民間人の死者も含めると七〇～九〇万人に達したといわれています。いうまでもなく、これは今日に至るまで、合衆国史上最多の戦争関連死亡者数です。

南北戦争は、戦死者数のみならずモルヒネの消費量でも米国史上類をみない出来事でした。もちろん、戦時中において負傷者の鎮痛治療のために大量のモルヒネが消費されたのは事実ですが、それをはるかに凌ぐ量のモルヒネが、むしろ戦後において消費された点に注意する必要があります。男女を問わず、大切な家族や恋人、友人を戦争で失った民間人が、心の痛みを鎮めるためにモルヒネを用いたからでした。ちなみに、自身もモルヒネ依存症に陥った元南軍兵士にして薬剤師ジョン・ペンバートン（一八三一～八八）が、自身と人々をモルヒネ漬けの生活から脱却させるべく、様々な香辛料とともにコカインを混ぜて開発した薬用飲料が、コカ・コーラの始まりです。

まとめると、かつて米国を襲った二度のオピオイド危機の背景には、絶望感や喪失感といった心理的な痛みがあるといえそうです。

わが国の医薬品乱用・依存

それでは、翻って日本はどうでしょうか？

ここであるデータを提示したいと思います。私が所属する国立精神・神経医療研究センター精神保健研究所　薬物依存研究部では、全国のおよそ一五五〇におよぶ有床精神科医療施設（精神科病院や大学病院、あるいは、入院病棟を持つ総合病院の精神科医療施設）を対象として、薬物（ただし、アルコールとタバコは除く）関連精神疾患患者の実態調査を行っています（以下、病院調査と略します）[3]。

この調査は一九八七年以降ほぼ隔年で実施されつづけており、わが国唯一の薬物関連精神疾患患者の悉皆調査です。毎回、調査年の九〜一〇月という二カ月間を定点観測期間として、その期間中に外来もしくは入院で治療を受けたすべての薬物関連精神疾患（依存症や薬物誘発性精神病、後遺症など）の患者データを収集しています。最近一〇年間ほどは医療機関の協力率は七五〜八〇パーセントと高水準で安定し、わが国の精神科医療現場における薬物問題を反映する

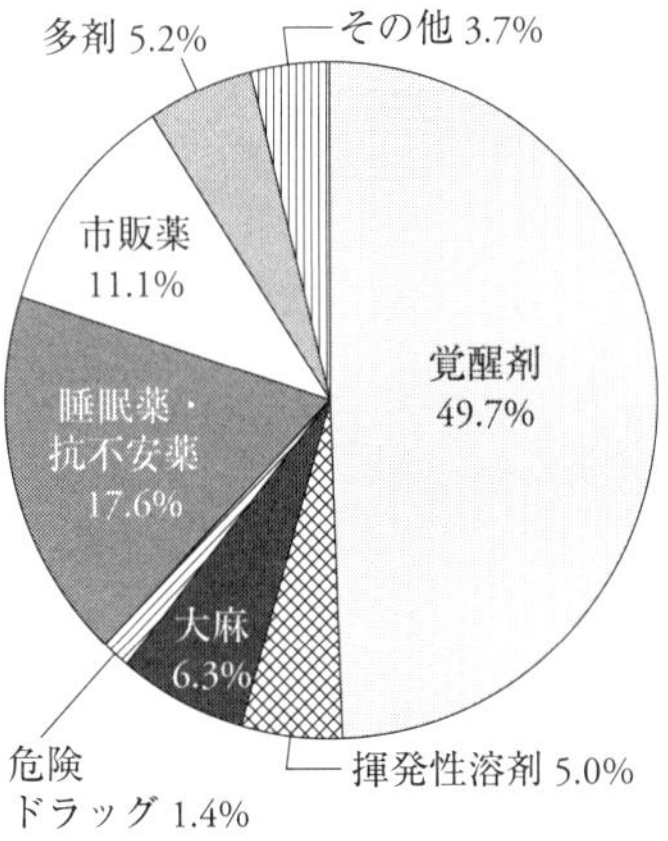

図 1-1　2022 年病院調査　全 2468 症例における主乱用薬物別の割合

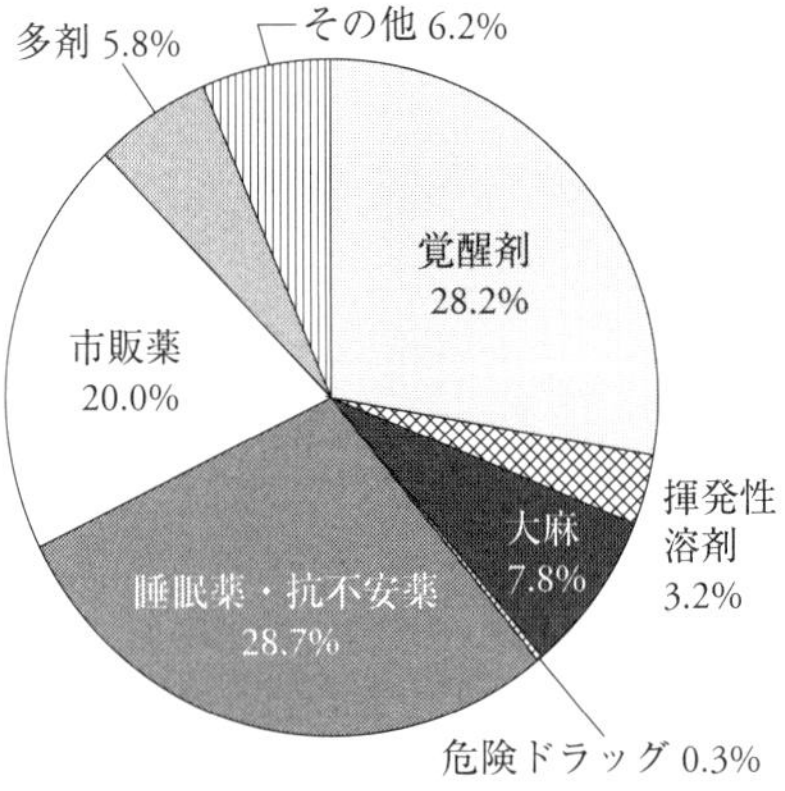

図 1-2　2022 年病院調査　最近 1 年以内に薬物使用がみられた 1036 症例における主乱用薬物別の割合

基礎資料として、これまでも様々な薬物政策の企画・立案に際して引用されてきました。

さて、図1-1の円グラフを見てください。

この図は、現時点における直近の病院調査、二〇二二年九～一〇月の二カ月間に収集された薬物関連精神疾患患者データを、主な乱用薬物別に分類したものです。

一瞥してわかるように、患者の半数は覚醒剤を主たる薬物としています。しかし、このなかには、もう何年も薬物使用をやめているものの、「断薬メンテナンスのために通院している」とか「後遺症の治療のために通院している」という患者がかなり含まれています。やはり薬物依存症臨床の最前線は、「やめられない、止まらない」との戦いなので、その最前線の状況を反映すべく、最近一年以内に薬物使用がみられた患者だけに限定して主乱用薬物別の比率を示すとどうなるでしょうか？

その結果が図1–2の円グラフです。

先ほどとは一変しているのがわかるかと思います。最も多い薬物は、医療機関で処方される睡眠薬・抗不安薬（ほぼすべてがベンゾジアゼピン受容体作動薬。以下、処方薬と略します）であり、僅差で覚醒剤がつづいているものの、その次に多いのは市販薬です。そして、処方薬と市販薬を合わせると全患者のおよそ半分に達するのです。ちなみに、昨今、メディアで逮捕報道が過熱している大麻については、意外にもわずかな比率にとどまっています。

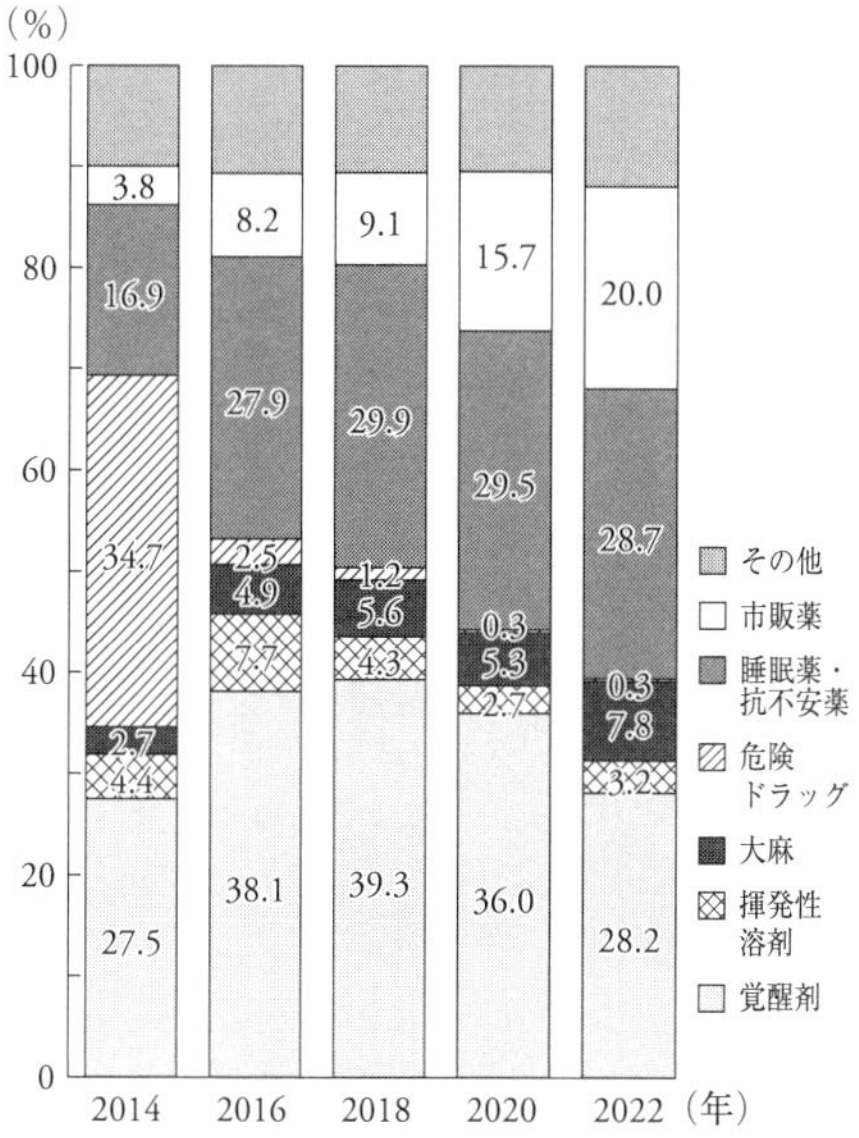

図1–3　病院調査　最近1年以内に薬物使用が認められた症例における主乱用薬物の割合の推移

次に、図1–3を見てください。

二〇一四年以降、一〇年間で五回行われた病院調査のデータを使って、過去一年以内に薬物使用がみられた薬物関連精神疾患患者に関して、主乱用薬物の経年推移をグラフにまとめてみたものです。

二〇一四年は、まさに法規制の網の目を巧みにかいくぐった脱法的薬物、すなわち、危険ドラッグ乱用拡大のピークであり、グラフでは危険ドラッグが最も大きな割合を占めています。しかし二〇一四年一一月末に薬事法が改正され、「あやしげな製品」を販売する店舗に対して検査命令や販売停止命令を出せるようになりました。その結果、実質的な営業が困難となった販売店舗が次々に撤退し、危険ドラッグの市中流通は途絶えていきました。

　以上のような経緯により、二〇一六年の病院調査では、危険ドラッグ関連精神疾患は激減しましたが、なぜかその後、この病院調査で報告される全薬物関連精神疾患患者の数は減少するどころか、皮肉なことに増加傾向を示してきました(図1-4)。それはそうでしょう。その後の病院調査では、処方薬や市販薬を主乱用薬物とする患者が年々増加しているからです。

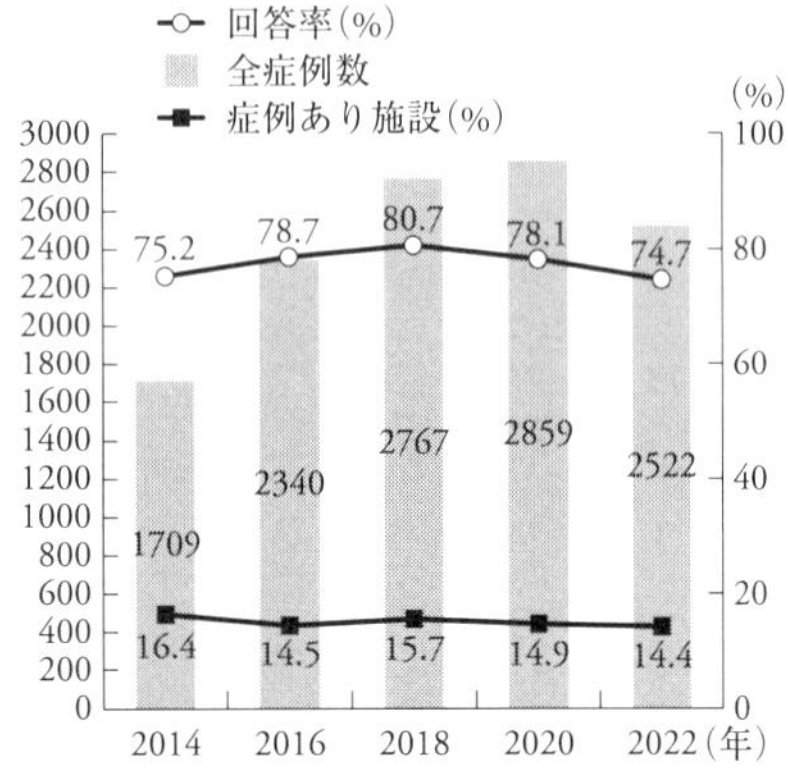

図1-4　病院調査　各年調査の回答率と全症例数の推移

　こうした傾向は、精神科医療現場に限った話ではありません。救命救急医療の現場では、もう四半世紀あまり、処方薬を過量服薬して救急搬送される精神科通院患者はずっと大きな問題となりつづけてきました。もちろん、危険ドラッグ乱用禍の際には、危険ドラッグ使用による様々な身体合併症を呈して救急搬送されてくる患者が急増しましたが、それが沈静化した後には、急性カフェイン中毒による救急搬送患者の増加、そしてコロナ禍以降、市販薬の過量摂取で救急搬送される一〇代、二〇代女性の増加が大きな社会問題となっています。

これらの調査結果からいえるのは、こういうことです。すなわち、わが国において国民に最も多くの健康被害を引き起こしているのは、危険ドラッグをはじめとする捕まらない薬物、逮捕されない薬物であり、さらに最近一〇年間に限っていえば、「一回使っても人生破滅になんてならないことを自ら体験済み」の身近な医薬品である、と。

医薬品乱用の背景にあるもの

実は、日本が経験した二つの市販薬乱用エピデミックにも、その背景に米国のオピオイド危機と非常によく似た点を見いだすことができます。

すでに述べたように、コロナ禍以降、一〇代、二〇代の女性を中心に市販薬乱用・依存、過量服薬が精神科医療や救急医療の現場を多忙にさせていますが、これに同期して、児童生徒の自殺者総数も大幅に増加しています。とりわけ高校生女子では、二〇一九年の八〇人から二〇二〇年には一四〇人と倍近くに増え、現在もなお高止まりしています[4]。ここからわかるのは、若い女性たちが市販薬を本来の用途・用量から逸脱した使い方をするのは、決して規範意識の欠如からではなく、自殺を考えるほどの何らかの心理的痛みや絶望ゆえからではないか、ということです。

わが国の薬物乱用史を紐解くと、過去にも同様の事態があったことがわかります。一九五〇年代後半、一〇代を中心に広がった「睡眠薬遊び」です。これは、「ハイミナール」（一般名メタカロン：現在は販売中止）などの市販睡眠薬の乱用エピデミックであり、酩酊下での強盗傷害、窃盗、暴行といった事件が相次ぎました。『昭和三九年版 犯罪白書』によれば、当時、全国の少年鑑別所被収容者のおよそ一割に市販睡眠薬の乱用経験があったようです。そして、「睡眠薬遊び」エピデミックの時期と重なるようにして、一九五〇年代半ば、若者を中心とした、戦後最初の自殺急増のピークがありました。

日米双方の医薬品乱用エピデミックから、私たちは何を学ぶことができるでしょうか？

私はここで次の二つを挙げておこうと思います。

一つは、薬物には「よい薬物」も「悪い薬物」もなく、「よい使い方」と「悪い使い方」があるだけだ、ということです。ともすれば薬物政策は、薬物を「よい薬物」と「悪い薬物」とに分け、前者の逸脱的使用はないものと考え、後者のみを法規制と刑罰によって犯罪化する、という方法をとってきました。しかし、ここまで見てきたように、病気による苦痛を緩和する医薬品もまた、使い方いかんでは依存症をはじめとする様々な健康被害を引き起こす危険性を孕んでいます。その意味では、「絶対に安全な薬物」など存在しないといえるでしょう。

それからもう一つは、「悪い使い方」をする人は何らかの困りごとを抱えているかもしれない、ということです。処方薬や市販薬の乱用・依存は、単なる逸脱的使用として簡単に片づけられるものではなく、自殺しないための選択肢、一時的に苦痛を緩和し、ほんのわずかな期間、自殺を延期するための対処――しかし反面、「ゆっくりと死に向かう」ともいえますが――である、という側面から考えていく必要があるということです。

本書では、依存性薬物のなかでも、もっぱら誰もが多少とも使用経験を持つ嗜好品と医薬品を取り上げ、それらの薬物と人類とのかかわりの歴史、依存症などの不適切使用による健康被害について論じていくつもりです。

それは、「こんなにも身近なものが実は非常に危ない」とことさらに派手に警鐘を鳴らし、そうした嗜好品や医薬品に対するモラルパニックを煽りたいからではありません。これら身近な薬物が引き起こす問題を取り上げた方が、法制度の影響を排して、人類と薬物との関係、あるいは、依存症の本質に迫ることができると思うからです。

少し長い旅路となりますが、どうぞおつき合いください。

文献

1 カール・エリック・フィッシャー／松本俊彦監訳・小田嶋由美子訳『依存症と人類――われわれはアルコール・薬物と共存できるのか』みすず書房、二〇二三

2 デイヴィッド・T・コートライト／小川昭子訳『ドラッグは世界をいかに変えたか――依存性物質の社会史』春秋社、二〇〇三

3 国立研究開発法人 国立精神・神経医療研究センター精神保健研究所 薬物依存研究部「全国の精神科医療施設における薬物関連精神疾患の実態調査」

4 厚生労働省「自殺の統計――地域における自殺の基礎資料」

第2章　アルコール（1）ストロング系チューハイというモンスタードリンク

ストロング系チューハイへの警鐘

二〇一九年の大晦日の夜――まさにコロナ禍前夜――のことです。私は、ネットサーフィン中に偶然目に入ったある記事に目が釘付けになりました。

それは、「ストロング系チューハイ裏話。国のいじめに酒造メーカーブチ切れ」[1]というタイトルの、わが国の酒税方式を批判する記事でした。内容を要約すると、次のようになります。

「わが国では、ビールはアルコール度数が低いわりに課税率が高い。その高い税率を逃れるべく安価な発泡酒が登場したのだが、その発泡酒が売れると、今度はそれに高い税を課す。その『税収ありき』の一念によるイタチごっこが、酒造メーカーを追い詰め、結果的に、あたかもジュースに高濃度合成アルコールを添加したような、恐ろしく安価なモンスタードリンクを作り出させてしまったのだ……」

私は思わず膝を打ちました。

「なるほど、そういう背景があったのか！」

それまでも、診察室でたくさんのストロング系チューハイ（以下、ストロング系）被害者に出会ってきました。そうした被害は、苦さや辛さといった、酒類独特のクセのある味が苦手で、当然ながらまださほど飲酒習慣のない――言い換えれば、まだ「酒の飲み方を知らない」――若者に多く発生していました。彼らは、「シュワシュワしてて飲みやすい」と勢いよく喉に流し込み、二缶、三缶と飲み干した結果、予期せぬひどい酩酊状態に我を失うわけです。歓楽街で屈強な男相手に乱闘におよんだり、痴話喧嘩でベランダから身を乗り出して「死んでやる！」と騒ぎを起こしたり、あるいは、半裸のまま路上で気を失って朝を迎えたり……。

私は、少なくない患者からこうした失態の話を聞かされるにつけ、生半可な違法薬物よりもこっちの方がはるかに有害ではないかと感じていました。

実際、ある患者はいみじくもこう語っていました。

「確かにあれはマジやばいです。『飲む危険ドラッグ』ですよ」

それなのに、コンビニでは、この種のアルコール飲料が陳列台のかなりの領域を占拠し、整列して軍威を誇示する兵士さながらずらりと並んでいるわけです。

「この機会にストロング系の怖さを多くの人に知ってもらうべきだ」

そう考えて、私は記事を自身の Facebook 上でシェアしました――次のような文章で始まるコメントをつけて。

「ストロングZEROは危険ドラッグとして規制対象とすべきです……」

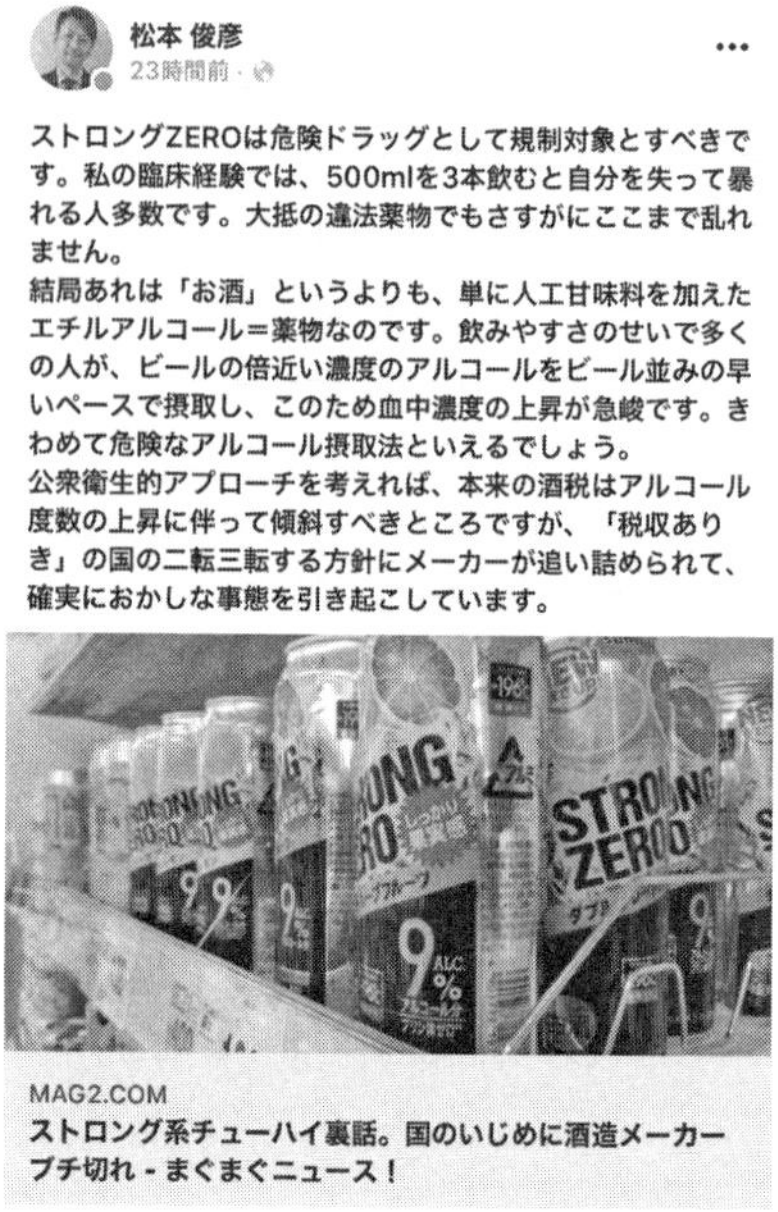
松本 俊彦
23時間前・
ストロングZEROは危険ドラッグとして規制対象とすべきです。私の臨床経験では、500mlを3本飲むと自分を失って暴れる人多数です。大抵の違法薬物でもさすがにここまで乱れません。
結局あれは「お酒」というよりも、単に人工甘味料を加えたエチルアルコール＝薬物なのです。飲みやすさのせいで多くの人が、ビールの倍近い濃度のアルコールをビール並みの早いペースで摂取し、このため血中濃度の上昇が急峻です。きわめて危険なアルコール摂取法といえるでしょう。
公衆衛生的アプローチを考えれば、本来の酒税はアルコール度数の上昇に伴って傾斜すべきところですが、「税収ありき」の国の二転三転する方針にメーカーが追い詰められて、確実におかしな事態を引き起こしています。
MAG2.COM
ストロング系チューハイ裏話。国のいじめに酒造メーカーブチ切れ - まぐまぐニュース！

図2-1　筆者によるFacebookの投稿（2019年12月31日）

驚いたことに、投稿直後からたくさんの人が私のタイムラインを訪れ、ひっきりなしにその投稿に「いいね！」を押していきました。そしてまたたく間に、「いいね！」の数はそれまで見たことのないような数に膨れ上がっていったのです。のみならず、私の投稿は次々に見知らぬ人たちによってシェアされていき、その数は、小一時間ほどのあいだに四桁台へと迫る勢いでした。

「これってもしかして、『バズる』という現象？」

呆然とパソコンのディスプレイを眺めていた私は、急に怖くなって思わずブラウザを閉じてしまいました。

完全に想定外でした。後日、知人から教えられたところによると、私の投稿は「スクショ」され、その画像（図2-1）が添付された状態でTwitter（現X）上でも続々と拡散されていき、どうやら正月休み明けまでその動きが止まらなかったそうです。

事実、正月休みが明けて職場に出勤すると、各種メディアからの取材依頼で研究室の電話は鳴りっぱなしの状態となりました。さすがに私も慌てました。というのも、特定の商品名を出したことで、企業から苦情、いや、それどころか、誹謗中傷や名誉毀損の咎《とが》で訴えられる不安に襲われたからです（なお、本書執筆時点で、あれから五年あまりを経過していますが、現時点まで私は提訴されずにすんでいます。酒造メーカーの寛大さに感謝いたします）。

いま振り返って思うに、私の投稿がかくも異例のバズり方をしたのは、当時、すでに多くの人が薄々ながらも同じ危機感を抱いていたからなのだと思います。

ストロング系とは？

知らない方のために、ここでストロング系について説明しておきましょう。

正式な定義があるわけではないのですが、いわゆるストロング系＝ストロング系チューハイとは、一般にアルコール度数七〜九パーセントの蒸留酒——実際には焼酎ではなく、多くはウォッカ、それも何度も蒸留をくりかえしたクリアウォッカです——をベースにした、発泡性アルコール飲料を指します。この「ストロング」という言葉、もともとは一商品の名称の一部でしたが、その商品がスーパーやコンビニの大定番商品となり、他メーカーも追随する商品を発売し始めるにおよんで、もはや一商品の固有名であることを超え、類似商品全般を指し示す、いわば普通名詞として人口に膾炙《かいしゃ》するようになりました。

二〇一七年末には、SNS上に「#ストロングゼロ文学」なるものが忽然とあらわれ、多くの人々がそのハッシュタグをつけて、自分なりの「ストロング系のある風景」を文学パロディ調の文章にしてツイートするようになりました。この動きはちょっとした話題になり、NHKの報道番組『ニュースウオッチ9』でとりあげられたほどです。

その一連のツイートは、自身がストロング系を痛飲する風景を自虐的に語る、というスタイルをとるものが多く、描かれる風景はおおむね、華やかなパーティーではなく、ただ酔うためだけに飲む「男のぼっち酒」です。それでも、味わい深い表現は散見されていて、たとえばストロング系を、「飲む福祉」「貧者の麻薬」「虚無の酒」「孤独を枕に飲む酒」と呼ぶあたり、なかなか悪くない諧謔センスです。孤独な深夜、片手にストロング系のロング缶、もう一方の手にスマホを握りしめ、こうした言葉をツイートしている姿は、考えようによっては、「酒一斗飲めば詩を百篇作る」の李白に一脈通じるところがあるのかもしれません。

しかし、SNSの世界とは打って変わって、私が臨床現場で遭遇するストロング系愛飲患者は、なぜか若い女性が多いのです。ダイエット中の人にも優しい、「糖質・プリン体ゼロ」の飲み物だからなのでしょうか? それはわかりませんが、彼女たちの多くは、パートナーのモラハラや上司のパワハラ・セクハラに悩み、そうした日々のしんどい現実と折り合いをつけるため、あるいは、時々わきおこるつらい感情を紛らわせるために、ストロング系を飲むのです。さながらそれは、脳を麻痺させ、人為的無痛状態をもたらす、安価な麻酔薬といった感じです。

そのようなストロング系の飲まれ方は、二〇一九年に発表された小説家金原ひとみさんの短編小説「ストロングゼロ[2]」において見事に描写されています。

「朝起きてまずストロングを飲み干す。化粧をしながら二本目のストロングを嗜む。……昼はコンビニで済ませてしまうか、セナちゃんや他の同僚と社食や外食に行き、食事中あるいは戻る前にビールかストロングを飲む」

「もう一本ストロングを飲んでから出社しようとコンビニに寄って気がついた。冷凍コーナーに並ぶアイスコーヒー用の氷入りカップにストロングを入れれば、会社内でも堂々とお酒が飲める。こんな画期的なアイディアを思いつくなんて、私はすごい」

明らかにアルコール依存症患者の飲酒パターンです。ここでもやはりストロング系は、誰かと楽しいひとときを共有するための嗜好品ではなく、つらい現実やつらい感情と折り合いをつ

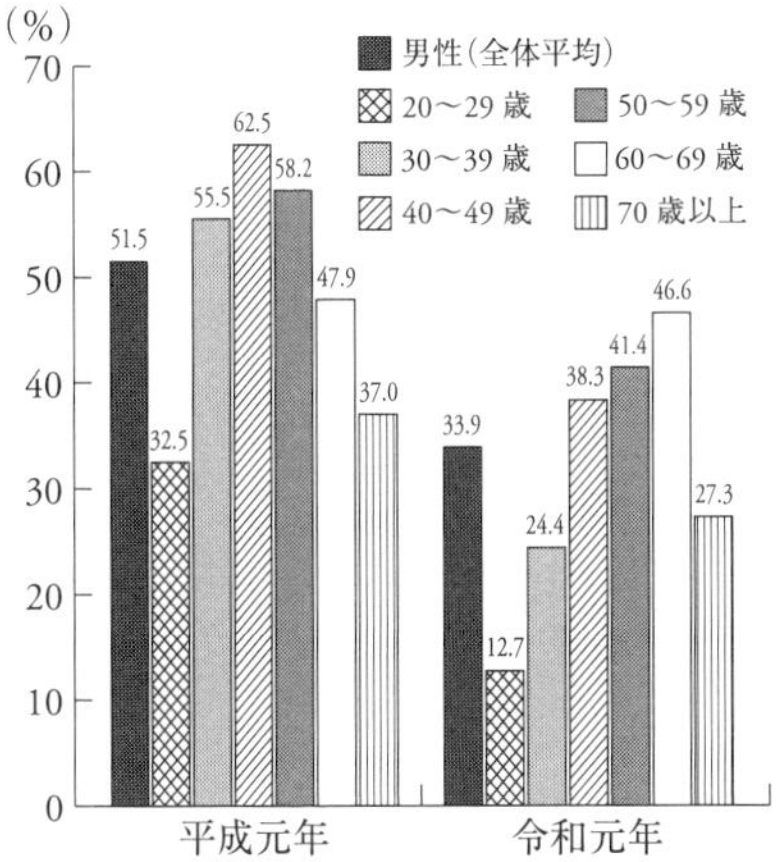

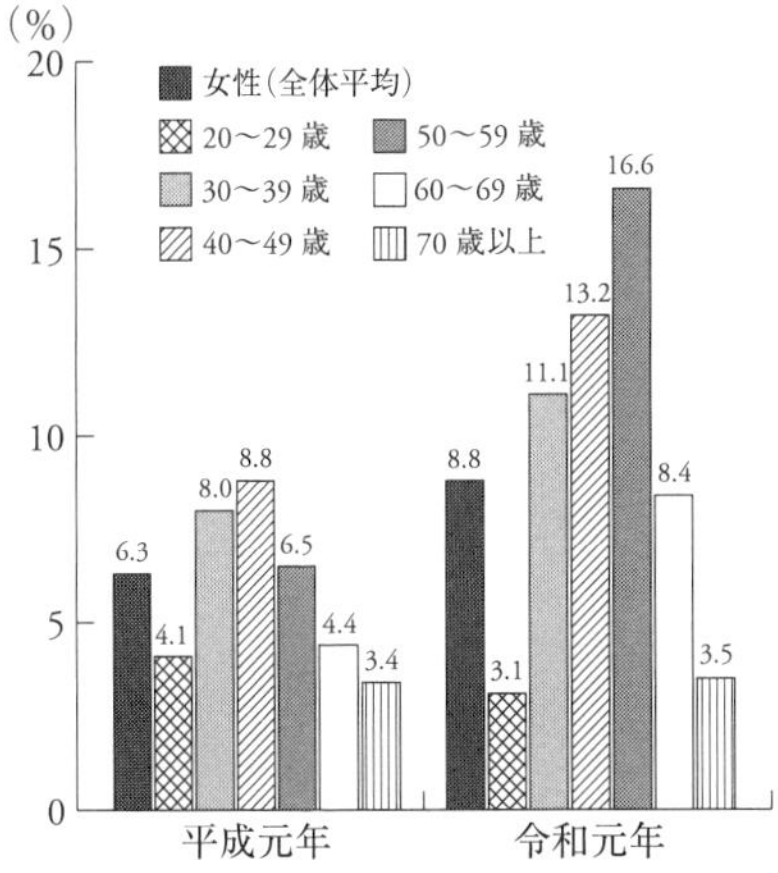

上：図 2-2　年代別習慣飲酒率(男性, 平成元年／令和元年)
下：図 2-3　年代別習慣飲酒率(女性, 平成元年／令和元年)
(いずれも, 厚生労働省 e-ヘルスネット「わが国の飲酒パターンとアルコール関連問題の推移」)

け、人生を無痛化するための「クスリ」として描かれています。
必ずしもストロング系愛好家女性のすべてがこんな飲み方をしているわけではないはずですが、動機や背景はさておき、ストロング系が女性顧客の獲得に成功したのは確かだと思います。

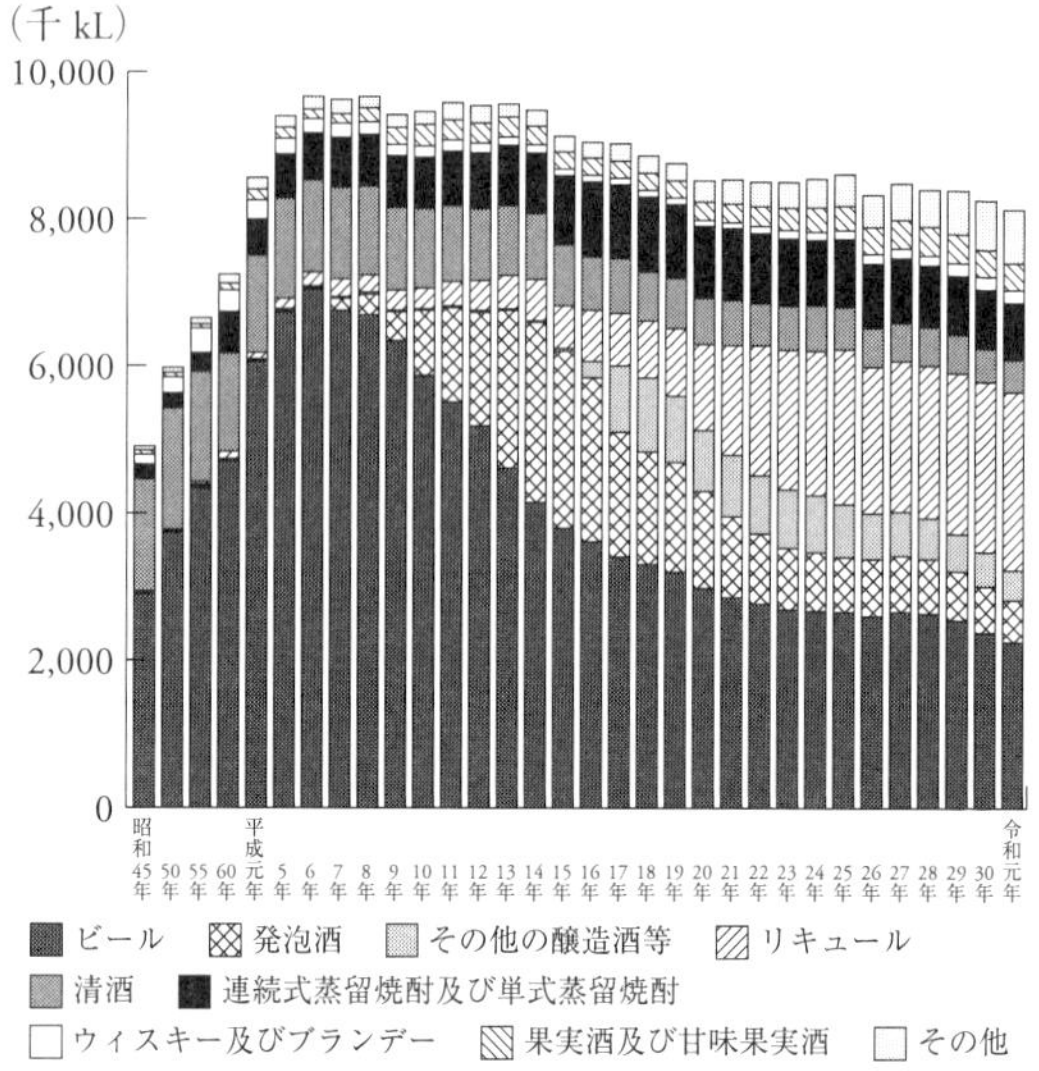

図 2-4　酒類販売数量の推移
(国税庁課税部酒税課「酒のしおり(令和3年3月)」)

近年、高齢化の影響で習慣的飲酒者数は年々減少傾向にあり、それに伴って国民のアルコール消費量は減少しています。厚生労働省によれば、成人一人あたりのアルコール消費量は、一九九二年度の一〇一・八リットルをピークにして、以後、緩やかに減少傾向を示し、二〇一九年度には七八・二リットルとなっています。

しかし現実には、人々の飲酒量は二極化していると考えるべきでしょう。というのも、若年男性のアルコール離れが進み、習慣飲酒者の減少が顕著である一方で(図2-2)、女性の習慣飲酒者については、ほぼすべての年代で増加傾向を示しているからです(図2-3)。さらに、女性の習慣飲酒者が増えるのに伴ってビールの販売量が顕著に減少し、逆にリキュール類(ストロング系はここに含まれます）の販売量が増えています（図2－4）。

私自身の周囲を見わたしても、そのことは実感できます。一例を挙げれば、宴会や食事会の席で、乾杯のための最初の一杯のオーダーがとても煩雑になりました。私のような昭和生まれの世代は、「最初はとりあえずビールでいいよね？」と問答無用で人数分のビールを注文したものですが、最近はそれが通用しなくなりました。若い世代、特に女性では、「ビールの苦い味がダメ」という人がずいぶんと増えたからです。そのような女性にとって、ストロング系はまさにニーズに合致したアルコール飲料といえるでしょう。

なぜストロング系は危ないのか？

ここで、なぜストロング系が危ないのかについて考えてみましょう。

最初に挙げるべき理由は、やはりアルコール度数の高さです。しかし、これは発売後のマイナーチェンジによるものです。一連のストロング系人気の先鞭をつけた「ストロングゼロ」（サントリー）も、二〇〇九年の発売当初は、「何がどうストロングなのか」が判然としない、いささか名前負けした商品でした。当時、同商品のアルコール度数は八パーセント――これは、一九八四年発売の「タカラｃａｎチューハイ」（宝酒造）と同じです――であり、また、同商品が採用した凍結粉砕法――果実をまるごと凍結し、ウォッカに混ぜる際に粉砕して、フレッシュな果実感を出す手法――についても、すでに、果汁を搾ってすぐ凍結して使用する「氷結」（キリン：アルコール度数七パーセント［発売時。現在は四～五パーセント］、二〇〇一年発売）という類似商品がありました。

臨床現場でストロング系被害と頻繁に遭遇するようになったのは、二〇一〇年代前半にわが国を席巻した「危険ドラッグ禍」の沈静した後からでした。実は、ちょうどその時期にマイナーチェンジが行われたのです。二〇一四年のことです。サントリーが「ストロングゼロ ダブルレモン」のアルコール度数を九パーセントに引き上げたのでした。

もっとも、こういうと、「わずか一パーセント分のアルコール濃度上昇で、酩酊状態にそこまで影響するのか？」と訝《いぶか》しく思う人がいるでしょう。それどころか、そもそも九パーセントというアルコール度数はそこまで大騒ぎする数字なのか、と疑問を抱く人も少なくないはずです。それはその通りです。そのアルコール度数、確かにビールよりは高いとはいえ、ワインや日本酒に比べればはるかに低いわけですから。

おそらく考慮すべきなのは、アルコールの摂取速度なのでしょう。ストロング系の厄介さは、比較的アルコール度数が高いことに加えて、あたかも清涼飲料を飲むようなペースで喉に流し込むといった飲み方をされやすい、という点にあるように思います。あるいは、発泡性の飲み物であることに加えて、「ダブルレモン」という強烈な柑橘系の味つけが酒類ならではの味覚的なクセをかき消し、そのような飲み方を可能にしているのかもしれません。実際、ストロング系商品には、三五〇ミリリットル缶と五〇〇ミリリットル缶の二種類が用意されていますが、どうやら愛飲者の多くは五〇〇ミリリットル缶をデフォルトと考えている節があります。しかも、その五〇〇ミリリットル缶を二〜三本、それこそビール並みか、もしくはそれ以上のペースで飲むわけです。

ストロング系に含まれる純アルコール量の多さには注意すべきです。純アルコール量は「アルコール度数／一〇〇×量×〇・八(比重)」で算出されますが、この計算式によると、九パーセントのストロング系三五〇ミリリットル缶一本に含まれる純アルコールは約二五グラム、五〇〇ミリリットル缶一本だと三六グラムとなります。一般にアルコールの害を最小化するとされる飲酒量(適正飲酒量)は、一日あたりの摂取純アルコール量に換算して二〇グラム(日本酒一合相当)以下といわれており、逆に、一日あたりの摂取純アルコール量六〇グラム以上の人は、厚生労働省が定義する「多量飲酒者」に該当し、アルコールに起因する内科疾患や依存症のハイリスク者とされています。したがって、ストロング系を一日あたり一リットル飲む人ならば、純アルコール量にして七二グラムを毎日摂取している計算となり、余裕で多量飲酒者の仲間入りというわけです。

なぜストロング系は愛されるのか?

その味については賛否両論ありますが、ストロング系の最大の魅力はなんといっても価格です。スーパーでは、三五〇ミリリットル缶一本が一〇〇円以下の価格――「水」より安い!――で安売りされている光景をまれならず見かけます。

この低価格を実現できた理由が、冒頭で紹介したネット記事の内容、つまり、わが国独特の「酒税方式の闇」なのです。わが国の酒税は、アルコール度数が最も低いビールで課税率が高く、他方で、アルコール度数が高く、それゆえに健康被害を引き起こすリスクがより高いワインや日本酒、リキュール類においては、なぜか課税率が低く設定されています。これは、健康増進法を根拠に年々課税率が上げられているタバコと比較すると、矛盾しているというか、まったく別のロジックによる課税です。結果的に、本来、健康被害の相対的少なさゆえに最も庶民的飲料となるべきはずのビールが、なぜか割高な贅沢品となっていたわけです。

一九九〇年代、この状況に果敢に挑み、見事、一矢報いたのが、酒造メーカー各社が競うようにして開発したビール風味発泡酒＝低価格・節税ビールでした。しかし、これが人気を集めて大いに売れ出すと、「税収ありき」の発想から、国は酒税法を改正して発泡酒の価格面でのメリットを減じてしまいました。酒造メーカーの商品開発担当者は、さぞや忸怩《じくじ》たる思いだったでしょう。低価格を実現すべく、持てる技術を注いで努力を重ね、やっと成功したと思いきや、突然、国から梯子を外されてしまったわけですから(なお、二〇二六年以降は、この酒類ごとの税格差は緩和される方向性となっています)。

このような状況における苦肉の計がストロング系だったわけです。麦芽を使わない、チューハイなどの発泡性酒類は、課税率の低いリキュール類に分類され、なかでも特に税率が低いのが「アルコール度数一〇パーセント未満」の商品です。そこで、その基準ギリギリのアルコール度数に狙いを定めて、「安くてすぐに酔える」モンスタードリンクの誕生とあいなったわけです。

九パーセントストロング系の登場は、依存症臨床の風景を一変させました。かつて重症のアルコール依存症患者が飲むものといえば、「俺とおまえと大五郎」というキャッチコピー――こちらは、ストロング系の一人称的世界観とは異なり、二人称的です――で知られる「大五郎」などの甲類焼酎(連続式蒸留焼酎)と相場は決まっていました。ところが、いまやそのポジションはストロング系にとって替わられ、アルコール依存症患者の多くがストロング系を愛飲しています。

ちなみに、ストロング系と甲類焼酎とのあいだには二つの共通点があります。一つは、いずれも安上がりにすぐ酔える、つまり、「酔いのコスパ(コストパフォーマンス)とタイパ(タイムパフォーマンス)」がきわめて高い、ということです。アルコールで仕事を失い、経済的に追い詰められ、しかも忘れたいことをたくさん抱えている人が飛びつくのは無理もありません。

そしてもう一つは、嘔気《おうき》を覚えずに飲めることです。アルコールによる肝障害が進行し、腸管浮腫や腹水貯留を呈する状態になると、日本酒やワインのような醸造酒は匂いを嗅いだだけで嘔気に襲われ、とてもじゃないが飲めない、あるいは、飲んでもすぐに吐いてしまいます。といって飲まなければ、今度は、玉のような汗が噴き出して手が震えるなど、アルコールの離脱症状が出現し、それはそれでもっと苦しいわけです。

ところが、ストロング系や甲類焼酎ならば、そこまで強い嘔気を覚えずに飲めてしまうようです。いずれも含有されるアルコール成分は、何度も蒸留をくりかえし、原材料の持つ風味や雑味を消してほとんど薬品に近くなった、ピュアなエチルアルコールです。これならば、するすると喉を通っていきます。要するに、いずれも、酒を受けつけないほど体調が悪化した人でも飲めてしまう、という意味では、皮肉にも「死期を早める飲み物」「黄泉の国への快速切符」ともいえます。

アルコールによる健康被害

吉岡貴史らの研究グループ[3]は、わが国におけるストロング系愛飲者の特徴を明らかにしています。彼らによれば、日本人の習慣的飲酒者のうち、半数以上がストロング系を愛飲していた経験があり、さらに、ストロング系を愛飲していた者は、そうでない者に比べて危険かつ有害なアルコール使用(要するに、問題ある飲酒ということです)をしていた者が多かったそうです。

しかし、ストロング系だけを狙い撃ちして、「ストロング系、『ダメ。ゼッタイ。』」と声を張り上げるのは、公平さを欠いています。というのも、ストロング系は「酔いのコスパとタイパ」が傑出しているものの、弊害をもたらす原因は、結局のところ、エチルアルコールだからです。その意味で、ストロング系の危険性とは、要するにすべてのアルコール飲料の危険性なのです。

ここで強調しておきたいのは、アルコールはある意味で非常に有害な薬物である、ということです。なるほど、依存性という点では他にも有害な薬物はいくらでもあります。しかし、肝臓や膵臓、あるいは心臓・血管系、中枢神経系への医学的障害という軸で見てみると、アルコールは、あらゆる違法な薬物をしのいで、「最悪の薬物」ということができます。

そのことは、様々な統計でも確認できます。世界保健機関(WHO)の「アルコールと健康に関する報告書二〇一八年版」[4]によると、二〇一六年には、アルコールの有害な使用により、世界で約三〇〇万人が死亡しています(全死亡者の五・三パーセントに相当)。同報告書は、その死亡率は、結核、HIV/AIDS、糖尿病よりも高く、感染症以外の死因――消化器疾患、心臓血管系疾患、がんなど――による死亡にも、アルコールの有害な使用が直接的もしくは間接的に影響している、と指摘しています。

それから、アルコールは自殺行動に無視できない影響を与えます。前出のWHOの報告書でも、アルコールの有害使用が関係する自殺死亡者は世界中で年間約一五万人いると推計されており、アルコール依存症がうつ病とならぶ自殺リスクの高い精神疾患であることが強調されています。

ディエゴ・デ・レオとラッセル・エヴァンス[5]は、アルコールが自殺行動に与える影響について、次の三つの経路を指摘しています。第一に、すでに存在する精神疾患を悪化させます。習慣的な大酒はうつ病を悪化させ、また、抗うつ薬による薬物療法の効果を減じ、うつ病の難治化・慢性化に影響を与えます。第二に、心理社会的状況を悪化させます。これは、勤務中の飲酒や酩酊時の暴力、飲酒運転などにより、失職や逮捕・服役、離婚を余儀なくされ、社会的に孤立することが関係しています。そして最後に、アルコールの直接的な薬理作用による衝動性の亢進です。アルコールには、酩酊によって衝動性を亢進させ、死や痛みに対する恐怖感を弱めて、自殺行動を促進する作用があります。また、アルコール酩酊は、自殺者特有の心理である「心理的視野狭窄」(「この苦痛を解決するには死ぬ以外手がない」という思い込み)をいっそう強め、自殺行動へのハードルをさらに下げてしまうのです。

アルコールによる他者・社会への害

飲酒者自身の健康被害以上に深刻なのは、他者や社会に対する弊害です。それについては非常に興味深い研究があるのですが、その研究を紹介する前に、まずは、同研究プロジェクトのリーダーであるデヴィッド・ナット博士のことを紹介させてください。

彼は、英国の著名な精神科医にして精神薬理学者であり、かつて英国薬物乱用諮問委員会の会長も務めていました。しかし、かねてより「違法薬物よりもアルコールの方が有害」[6]と主張していたことで、政府の不興を買っていました。そして二〇〇九年、彼は、「MDMAは乗馬よりも健康被害が少ない」[7]とする論文を発表しました。その論文は当時の英国内務大臣の逆鱗に触れ、これを契機に彼の薬物政策への態度、発言が政府からの批判に曝されることとなって、最終的に彼は、英国薬物乱用諮問委員会会長を解任されてしまったのです。

この一件ははからずも薬物規制の「闇」を露呈する結果となりました。すでに前章でも述べたように、薬物の合法/違法の区別には医学的根拠は存在せず、あくまでも政治的事情によって決められています。さらに、そのような規制の矛盾を突くような研究をすると、政府の不興を買うばかりか、研究者としての立場を失いかねないのです。乱用薬物には違法薬物はもちろん、嗜好品や医薬品も含まれていて、それぞれにステークホルダー——政府の捜査・取締機関、アルコール・タバコ産業や製薬企業など——が存在し、忌憚ない発言は高い確率で彼らを立腹させます。ここであえてナット博士の紹介に紙幅を費やした理由は、こうした裏事情を読者に知っておいてほしいからです。

話を戻しましょう。要職を解かれた後、ナット博士は怯《ひる》むことなく、ますます元気に自身の研究を発展させていきました。彼は、政府の薬物規制が科学的根拠なしに恣意的に決定されている事態に異を唱え、翌二〇一〇年に、政府の干渉なしに薬物の害を検討する団体「薬物に関する独立科学評議会（ISCD、現在はDrug Scienceに改称）」を設立しました。そして、同評議会のメンバー（依存症の研究者や専門医など）とともに、使用者本人への健康被害九項目、暴力や交通事故などの他者や社会に対する弊害七項目、併せて一六項目の多次元的評価基準を用いて、アルコールやタバコを含む様々な薬物の害をスコアリングしたわけです。それが、私が「興味深い」といった研究[8]なのです。

その研究の最も重要な成果をまとめたものが**図2-5**です。確かに、依存症罹患といった、使用者本人に対する害は、クラックコカインやヘロイン、メタンフェタミン（覚醒剤）の方が高得点を示していますが、他者や社会への害に関しては、アルコールが単独で突出しています。さらに、使用者本人への害と他者・社会への害を総合すると、最も有害な依存性薬物は誰がどう見てもアルコールであることがわかります。ちなみに、この「薬物有害性リスト」は、発表から一五年近くを経た現在でも、世界中の研究者によって頻繁に引用され続けています。

いうまでもなく、アルコールがもたらす他者・社会への害は深刻です。その弊害は大きく二つに整理できます。一つが飲酒運転です。海外の研究によると、飲酒運転検挙者の六〇パーセントあまりがアルコール依存症への罹患が強く疑われる状態にあり、依存症の治療をしなければ、いくら刑事罰を与えても再犯を防止できないといわれています。[9] そしてもう一つが暴力です。国際的研究の系統的レビューによれば、傷害および殺人事件の四〇～六〇パーセント、強姦事件の三〇～七〇パーセント、ドメスティック・バイオレンス事件の四〇～八〇パーセントに加害者のアルコール酩酊が関係するといわれています。[10] 前出のWHOの報告書でも、アルコールの有害な使用が関連する交通事故死亡者数

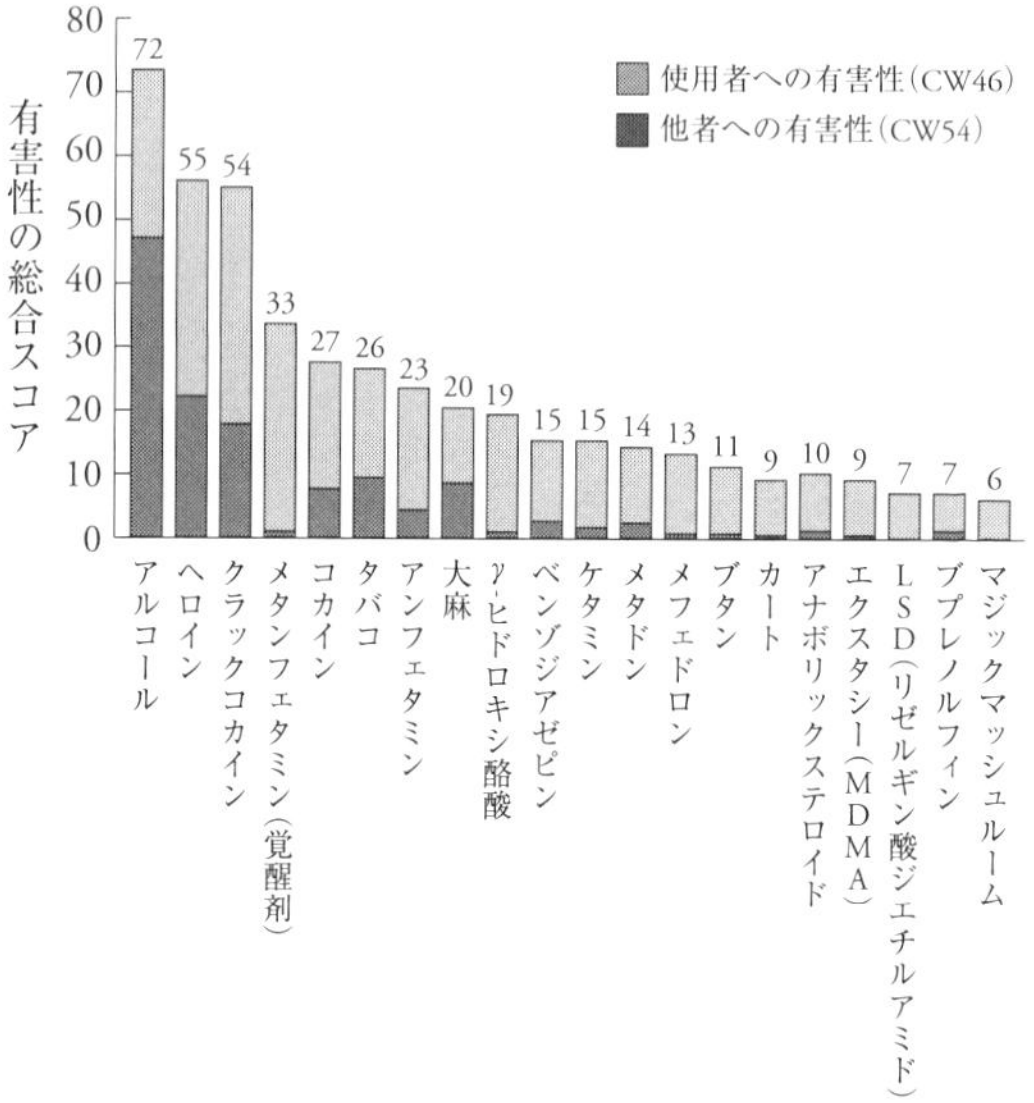

図 2-5　各依存性薬物における「使用者への有害性」と「他者への有害性」，ならびに，その総合スコア
(Nutt, D. J., King, L. A., Phillips, L. D., *et al.*, “Drug harms in the UK: a multicriteria decision analysis”)[8]

は約三七万人、ならびに、暴力による死亡者数については約九万人と推測されています。[4]

こう考えてみると、アルコールという、かくも有害な薬物がなぜ規制されずに野放しとなってきたのか、いささか疑問に感じられてこないでしょうか？　おそらくアルコールは人類とのつきあいの歴史が古く、あまりにも社会に広く浸透しているせいで、いまさら規制することが困難なのでしょう。しかし、もしも人類がアルコールと出会ったのがもっと最近であったならば、まちがいなくどの国、どの社会においても、アルコールは違法薬物として規制対象とされたはずです。

とはいえ、私たち人類はまったく何もしてこなかったわけではありません。次章では、人類とアルコールとの戦いの歴史、すなわち、規制をめぐる試行錯誤の歴史を振り返ってみましょう。

文　献

1　くられ「ストロング系チューハイ裏話。国のいじめに酒造メーカーブチ切れ」MAG2 NEWS. 二〇一九年一〇月二〇日(https://www.mag2.com/p/news/420186)

2　金原ひとみ「ストロングゼロ」『アンソーシャル　ディスタンス』新潮文庫、二〇二四

3　Yoshioka, T., So, R., Takayama, A., *et al.*, "Strong chū-hai, a Japanese ready-to-drink high-alcohol-content beverage, and hazardous alcohol use: A nationwide cross-sectional study," *Alcohol, Clinical and Experimental Research*, 47 (2), 2023

4　WHO, "Global status report on alcohol and health 2018"(https://www.who.int/publications/i/item/9789241565639)

5 De Leo, D., Evans, R., "Chapter 10: The impact of substance abuse policies on suicide mortality," in: (De Leo, D., Evans, R.) *International Suicide Rates and Prevention Strategies*, Hogrefe & Huber, Cambridge, 2004

6 Nutt, D. J., King, L. A., Saulsbury, W., Blakemore, C., "Development of a rational scale to assess the harm of drugs of potential misuse," *Lancet*, 369(9566), 2007

7 Nutt, D. J., "Equasy: An overlooked addiction with implications for the current debate on drug harms," *Journal of Psychopharmacology*, 23(1), 2009

8 Nutt, D. J., King, L. A., Phillips, L. D., *et al.*, "Drug harms in the UK: A multicriteria decision analysis," *Lancet*, 376(9752), 2010

9 Lapham, S. C., C'de Baca, J., McMillan, G., *et al.*, "Accuracy of alcohol diagnosis among DWI offenders referred for screening," *Drug Alcohol Depend*, 76(2), 2004

10 Johns, A., "Substance misuse: A primary risk and a major problem of comorbidity," *International Review of Psychiatry*, 9(2-3), 1997

第3章　アルコール（2）人類とアルコールとの戦い

理性を曇らせる飲み物

アルコールは人類が遭遇した最古の依存性薬物ですが、人類はそのすばらしさとともに、早くから危険性にも気づいていました。

紀元前四五〇〜二〇〇年頃の弁論をまとめたものといわれる『戦国策』には、中国における酒の起源にまつわる伝説が記されています。[1] 中国最古の王朝、夏《か》（一説に、紀元前二〇〇〇〜一七〇〇年頃）の始祖禹王《うおう》のもとに、北方異民族の儀狄《ぎてき》なる人物がやってきました。「穀物から酒なる飲み物を初めて造ったので、それを献上したい」というのです。禹は酒を一口飲んで、あまりのうまさと酔い心地に驚きました。しかし、すぐに我に返り、「後世、この美味にして陶然とさせる飲み物によって国を滅ぼす者が出るであろう」と述べ、以降、酒を断ち、儀狄を追放したそうです。

一方、古代ギリシアの都市、アテナイに住む人々は、「酒を断つ」のではなく「うまくつきあう」ことを選択し、飲酒にあたってのルールを定めました。それは、たとえばワインは必ず水で三倍に希釈して飲む、といったものです。そのことから、彼らは、アルコール度数にして四パーセント程度のワインを飲んでいたことになると推測されています。[2] アテナイの人々は、水を加えずにワインを飲むことは無教養かつ野蛮な行為であり、もしもそのまま飲んでしまえば、手がつけられないほど凶暴になるか、さもなければ発狂すると考えていました。作家トム・スタンデージによれば、アテナイの哲学者プラトンは、ワインをそのまま飲む風習を持つスキタイ人とトラキア人について、教養がない人々であったと評していました。[2]

その意味でいうと、マケドニアのアレキサンダー大王は野蛮と無教養の典型でした。彼はワインを薄めずに夜な夜な飲んで酔い潰れ、酔った勢いで征服した都市を火の海にして人々の恨みを買い、さらには、諫言に逆上して腹心を殺害するなど、重大なミスを連発しました。[3] 最終的に彼は、大酒に起因するかたちで、弱冠三〇代前半、志半ばでこの世を去っています。

確かにアルコールは人の理性を曇らせます。王ならぬ一般人の場合、さすがに「国を滅ぼす」ほどの影響力はないにしても、「身を滅ぼす」くらいなら枚挙にいとまがないほど前例があります。だからこそ、人類は自衛のためにアルコールの規制を試みてきたのです。

さて、本章では、アルコール規制の歴史を振り返ってみたいと思います。

ジンとの戦い——ジン・クレイズとジン規制

蒸留酒の発明

近代以前にもアルコールで身を持ち崩した人はいましたが、それでも、社会全体から見れば、ほんのごく一握りの人に限られていました。というのも、ビールであれワインであれ、いずれも貴重かつ高価なものであり、前後不覚になるほどの酩酊を呈したり、内臓障害を来したり、依存症になったりするほど連日大量に飲めるのは、王侯貴族や金持ちだけだったからです。

しかし、科学技術の進歩は、生産コストの低下や摂取効率の向上をもたらし、人間と薬物との関係を変えてしまうことがあります。たとえば、オピオイドにおけるモルヒネ単離の成功や注射器の発明、あるいは、タバコにおける紙巻きタバコ製造機械の発明と大量生産の実現といった出来事は、それらの依存性薬物を神聖な嗜好品から悪魔的な毒へと変貌させました。そしてアルコールにおいては、そのような変化は蒸留技術の発明によって引き起こされたといえます。

蒸留酒の起源は医薬品です。アルコールの蒸留技術は一〇世紀頃にアラブの錬金術師たちによって確立され、後にフランスやオランダにおいて、純粋なエタノールを得るべく、ブドウの果皮や穀類が蒸留されるようになりました[4]。中世の医学においては、蒸留したワインは「アクア・ヴィータ(生命の水)」と呼ばれ、気つけ薬や、ペスト感染から身を守る消毒薬として欠かせない医薬品とされていました[5]。さらに時代が下って大航海時代に突入すると、蒸留酒は長期の船旅に欠かせない水分補給源、そして、商談に際しては人間関係の潤滑油として機能し、かさばらずに携行しやすく、長期保存の利くその性質から、海上交易における代替貨幣の役割をも担っていました。

なかでも、オランダのライデン大学医学部教授フランシスクス・シルヴィウスが、一六五八年から七二年にかけて創製した解熱・利尿用薬用酒「イェネーフェル」(「jenever」のオランダ語読み[4]です。英語読みは「ジュネイバー」)は、画期的な大ヒット作でした。というのも、この蒸留酒、大麦やライ麦などの穀物を蒸留し、利尿・解熱作用があるとされる杜松《ねず》の実(juniper berry：ジュニパー・ベリー)で香りづけをしただけなのに、意外にもふつうに美味しい飲み物だったからです。

この「イェネーフェル」こそがジンの起源であり、その英語読み「ジュネイバー」が短縮、変形されて「ジン」と呼ばれるようになりました。

かくしてジンは、本来の薬用酒としての用途を越えて一般に広まり、人類はこの高濃度エタノール液をただ「酔う」ことを目的として用いるようになったのです。やがて、この蒸留酒が、人間とアルコールとの関係を変化させていくことになります。

英国を襲ったジン・クレイズ

まもなくジンはドーバー海峡をわたって英国に上陸し、一六八九年、英国政府が、一定のライセンス料を国に納めれば誰でも蒸留業を営んでよい、というお触れを出すと、ロンドンには空前のジン・ブームが到来しました。一七世紀後半から一八世紀にかけてジンの消費量は爆発的に跳ね上がり、それまで一般的なアルコール飲料であったビールを完全に圧倒しました。期を同じくして、フランスからのブランデー輸入に制限が加えられたこと、そして一六九四年にビールに重税がかけられ、相対的にジンが安い酒となったことも、ブームの追い風となりました。

この時代は、後に「ジン・クレイズ(Gin Craze)」——ジンに狂った時代——と呼ばれるようになります。

当時、ロンドンはまさに産業革命の勃興期、農村部から多くの人々がやってきて、安い賃金と引き換えに、工場で自らを機械に屈従させる生活を強いられていました。そこにジンという安価で、少量でもすぐに酔うことができ、疲れや心の憂さを霧散させてくれる酒が簡単に手に入るようになったわけです。飲酒人口の裾野は一気に広がり、街は酔っ払った下層階級の人々で溢れかえりました。危機感を覚えた政治家や宗教的指導者は、「ジンが人間をだらしなくし、犯罪行為を助長して社会秩序を攪乱し、さらには精神疾患の原因となっている」と激しくジンを非難し、人々に警鐘を鳴らしました。どこか、わが国における「ストロング系禍」を彷彿させます(第2章)。

当時のロンドンの様子を活写したものとして、ホガース作「ジン横丁」(一七五一年、図3-1)という有名な絵画があります。その絵には、ジン狂いのロンドン市民の姿が描かれており、とりわけ、ジンによって理性を失った大人の犠牲になる子どもの姿がクローズアップされています。

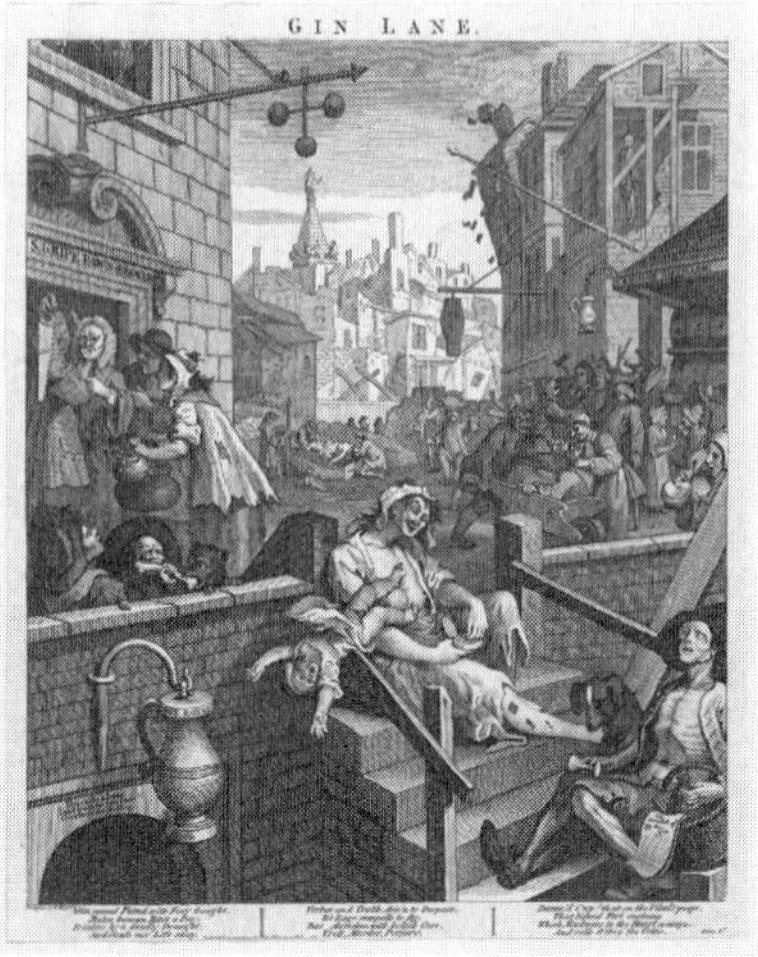

図 3-1　ウィリアム・ホガース作「ジン横丁」

もちろん、英国政府もこうした事態に手をこまねいて静観していたわけではありません。一七二九年には、課税を通じてジンの販売規制をする最初の「ジン法案」を通過させ、それ以降、一七五一年までに計四回の法改正を行い、その都度、販売者に対する課税率や販売ライセンス料を引き上げました。しかし、こうした規則に従う市民はほとんどおらず、多くの人々は隠れて自家製のジンを作り続け、実質的なジン蒸留量は皮肉にも増加の一途をたどりました。

最終的に英国政府は規制を諦め、むしろこれを徴税に生かす方向へと政策転換しました。つまり、販売ライセンス料を低く抑える一方で、品質の高いジンの販売を促す政策です。すると奇妙なことに、ここに来てようやくジン・クレイズは収束しはじめたのです。

しかし、案外重要かもしれないのは、次の二つの影響です。一つは、一七五七年の小麦の不作により、原料となる穀物が値上がりし[6]、自家製ジンの製造がままならなくなったことです。穀物の値上がりは食料価格の上昇をもたらし、底辺層の人々の生活を困窮させました。そうした人たちのなかには、英国内での生活を諦め、新天地を求めて、当時英国領であったアメリカ大陸やオーストラリア大陸へとわたっていった人も少なくありませんでした。

それからもう一つは、英国東インド会社による紅茶の輸入量が増加したことです。実際、この頃、多くの人々が日常の飲み物をジンから紅茶へと変えていったそうです。[7]

米国におけるアルコール規制

建国創生期における米国の飲酒文化

英国での生活に見切りをつけて大西洋をわたり、ようやく北米のニューイングランドに入植した人々にとって、ラム酒は特別な意味を持つ蒸留酒でした。

当時の英国人にとって、ラム酒は船旅の必需品だったのです。そのアルコール度数の高さによりラム酒には殺菌作用があるので、ビールやワインのように航海中の品質劣化を心配する必要はありません。実際、ラム酒を水で割って砂糖とライムで味つけした「グロッグ」なる飲み物は、英国海軍御用達でした。船内で保存されているまずい水はラム酒で浄化され、また、ライムに含まれるビタミンCは船乗りの職業病、壊血病を予防します。ちなみに、トラファルガー海戦(一八〇五年)においてフランス・スペイン連合艦隊が英国に敗れたのは、当時、フランス海軍が兵士に配給していた飲料が単なるブランデーであって、ビタミンCが含まれていなかったせいであるといわれています。[2]

ラム酒はまた、新大陸における代替通貨であり、先住民を支配し、利益を生み出す武器でもありました。つまり、ラム酒で奴隷を購入し、その奴隷をサトウキビ畑で働かせて砂糖を作らせ、砂糖の生産で生じた廃棄物を蒸留してラム酒を作り、それでまた奴隷を購入する……ラム酒は、悪夢のような永久機関を駆動させるガソリンだったわけです。

一方、北米の内陸部では、ウィスキー作りがさかんになり、空前のウィスキー・ブームが到来していました。なかでも、ケンタッキー州で製造が始まった、トウモロコシを主要な原材料とする蒸留酒――バーボン・ウィスキー――は、新大陸ならではの新しい飲酒文化を誘導しました。当時の米国社会では、人々は昼夜を問わず、そして仕事中であるか否かにかかわらず、終日ウィスキーを呷《あお》りながらの生活が許容されていたといいます[8]。こうした状況に対して、トマス・ジェファーソンは次のような苦言を呈しました。曰く、「ウィスキーは毒である。ワインが安く手に入る国に、酔っぱらいはいない。ワインが高く、代わりに強い酒を日常的に飲む国にしらふはいない[2]」。

かくして建国創生期、米国民はラム酒やウィスキーといった蒸留酒で日がな一日酩酊し、慣習に囚われない、新大陸ならではの自由を謳歌していたわけです[8]。

禁酒法の制定

米国は矛盾する道徳観、価値観が混在する国です。上述したように、利己的で享楽的な面がある一方で、敬虔なプロテスタントとして勤勉と禁欲を美徳とする面も持ち合わせているからです。そして、まもなくその後者の側面が巻き返しをはかり、禁酒運動が胎動し始めます。一九世紀末より米国各地で加速した禁酒運動の発端は、一八四〇年代に高まった反カトリック運動に遡ります。カトリック教徒が多いアイルランド系移民(大酒家が多かったそうです)への差別意識から、彼らの飲酒習慣に対する非難の声が上がるようになったのです。[9]

この声に共鳴したのが、敬虔なプロテスタントの女性たちでした。彼女たちは、かねてより家庭を顧みずに酒場で多くの時間をすごす、男たちのホモ・ソーシャルな行動様式に不満を抱いていました。そして時勢を見て、「いまこそ好機」とばかりに不満を爆発させたのでした。彼女たちは大挙して酒場に押し入り、店内に並ぶウィスキーの瓶をハンマーで破壊してまわりました。ここに、KKK(クー・クラックス・クラン)などの人種差別主義者、さらには、黒人奴隷の飲酒による生産性低下を嘆く大農場経営者の思惑が相乗りして、禁酒運動へと発展していきました。

それでも、当初、禁酒運動家たちが問題にしていたのはあくまでも蒸留酒でした。ところが、一九一七年に米国が第一次世界大戦に参戦すると、様相は一変しました。米国内で不寛容なナショナリズムが高まり、敵国ドイツに対する憎悪の念が、当時ドイツ系移民企業の寡占状態にあったビール製造業界に向けられるようになった末に、禁酒運動のターゲットがビールを含むすべてのアルコール飲料にまで拡大されたからです。そして同年、国民全体を覆う集団ヒステリーのような社会情勢のなかで禁酒法が可決され、一九二〇年より施行されることとなりました。

残念なことに、禁酒法後の世界は、敬虔なプロテスタントの女性たちが願ったのとは異なるものでした。というのも、禁酒法がもたらしたのは、粗悪な密造酒の横行ともぐり酒場の隆盛、アル・カポネをはじめとする反社会組織の肥大、そして何よりも都市部における治安の悪化だったからです。もちろん、肝硬変罹患者の減少など肯定的な影響がなかったわけではありませんが、それ以上に、メチルアルコールなどの工業用アルコールが混入された、粗悪な蒸留酒の流通による健康被害――失明や死亡――は、決して無視できないものでした。

実際、禁酒法は、人々の大酒習慣を助長し、何千人もの命を奪いました。一九三〇年代初頭、メトロポリタン生命保険会社はショッキングなデータを発表しています。アルコール依存症による死者数（保険契約者一九〇〇万人中の死者数）が、禁酒法が施行された一九二〇年の死者数より六倍に増加した、というのです。プルデンシャル生命保険会社もまた、同様の結果を報告しています。同社の記録によると、禁酒法が始まった当時、国内の急性アルコール中毒死者数は年間で約一〇〇〇人だったのに、その一〇年後には五〇〇〇人に迫る勢いとなっていたのです。[10]

転機となったのは一九二九年の大恐慌でした。大量の失業者が発生したにもかかわらず、酒税を手放した米国政府には十分な福祉施策を講じる財源がなく、そこから禁酒法に対する批判的意見が噴出するようになったのです。このような、国民の禁酒法に対する反発心を追い風としたのが、第三二代大統領フランクリン・D・ルーズベルトでした。彼は禁酒法撤廃を公約に掲げて大統領選を圧勝し、一九三三年に禁酒法は廃止されました。

禁酒法の廃止が米国民の健康と福祉にどのような影響を与えたのかを一言でいうのはむずかしいですが、一つはっきりしていることがあります。それは、「酩酊癖はもはや道徳の問題ではなく、刑罰では解決しない」という認識が広がったことです。

禁酒法廃止から二年後の一九三五年、アルコール依存症当事者の自助グループ「アルコホーリクス・アノニマス(Alcoholics Anonymous：AA)」が誕生しました。AAのセントラル・ドグマは「酩酊をくりかえすのは病気のせい」というものですが、このような「病い」であるとの認識は、禁酒法という、酩酊を刑罰でコントロールする試みの失敗なくしては獲得できなかったはずです。

他の国々におけるアルコール規制

もともと教義によって飲酒が禁じられているイスラム圏の国々を別として、二〇世紀以降に禁酒法、もしくは、それに準じる強硬なアルコール規制を行った国は、他にも存在します。

ロシア、カナダ、ノルウェー、フィンランド、アイスランドがそうです。たとえば、ノルウェーでは一九一七〜二七年まで蒸留酒が、フィンランドでは一九一九〜三二年まですべてのアルコール飲料が禁止されていました。また、アイスランドでは一九一五年から全面的な禁酒令が導入され、スピリッツとワインは一九三五年まで、そして、ビールは一九八九年まで合法化されませんでした。さらに、最終的に可決こそされませんでしたが、禁酒法の是非をめぐって国民投票まで行った国としては、スウェーデンとニュージーランドが挙げられます。

そのような国々のアルコール政策についても、以下に紹介したいと思います。

ロシア

ロシアで最も愛されている蒸留酒は、ご存じのようにウォッカです。帝政ロシア時代、ロシア皇帝軍はウォッカに寛容であることで知られていました。浴びるほどウォッカを飲むことが軍隊生活の習慣であり、さらにその習慣は軍隊のみならず、国民全体にまで広がっていました。こうした文化は、一五世紀にイワン三世が戦争資金調達のためにウォッカ製造産業を国営として以来続く伝統であり、人々がウォッカを飲めば飲むほど国に金が入る仕組みとなっていました。しかしその一方で、このようなウォッカ文化は、国民の怠惰と生産性低下をもたらし、さらにはロシア人男性の短命さの原因となっていました。

そのことを憂いたロシア皇帝ニコライ二世は、一九一四年にロシア全土でのウォッカ販売禁止へと踏み切ったのです。しかし、これは明らかに失策でした。というのも、税収を断たれた政府の財政は大きく傾き、人々の経済活動は停滞して、国民の不満が高まったからです。そのような状況のなかで、一九一七年にロシア革命が起こり、一九一八年にニコライ二世は処刑されてしまいます[11]。

ところが、意外なことに、ソヴィエト連邦（ソ連）の誕生後しばらくのあいだ、ウォッカ販売禁止令は廃止されませんでした。それどころか、レーニンは、「泥酔をくりかえす者はソ連共産党入党を認めない」と主張し、飲酒に対する厳しい態度をとり続けました。おそらくそれほどまでにロシア人のアルコール問題は深刻であったのでしょう。ウォッカ販売禁止令の廃止は、レーニンの死の翌年、スターリンが権力を手中におさめる一九二五年まで待たねばなりませんでした。

しかし、それから六〇年の歳月を経て、ソ連は再びアルコール規制に乗り出します。一九八五年三月に書記長に就任したゴルバチョフは、ペレストロイカ（構造改革）とグラスノスチ（情報公開）という大胆な政策とともに、「節酒令」を発布し、国家規模の反アルコール・キャンペーンを展開したのです。その背景として、二日酔いによる欠勤や生産性の低下が社会問題化していたことが挙げられます。具体的な施策は、国内のアルコール飲料製造工場の多くを閉鎖して、アルコール飲料の生産量をそれまでの半分に抑えること、また、アルコール飲料販売店の数も減らすとともに、ウォッカの価格を大幅に引き上げ、その販売と摂取を午後二時以降とすること、さらに、街中で泥酔している者や二日酔いで欠勤した者を逮捕して罰金を科すこと……などでした。

その成果はといえば、まさに「歴史はくりかえす」でした。なるほど、国民全体のアルコール消費量が減少したばかりか、自殺者も減少するなど、公衆衛生的にはみるべき成果はありました。しかし、酒の密売が横行して政府への信頼が失墜し、国民の不満が高まりました。そうした一連の出来事は、確実にソ連解体の遠因になったといわれています[12]。

二〇世紀に入るとスウェーデンでも禁酒運動が広がり、一九二〇年から「割り当て配給制」（後述）が施行され、ついに一九二二年には、禁酒法制定に関する国民投票が行われるところまで、禁酒の気運が高まりました。結果は、賛成四九パーセント、反対五一パーセントという僅差で禁酒法不成立となりましたが、「割り当て配給制」は変わらず継続されました[13]。この制度は、飲酒と自己決定の自由を尊重しつつも、アルコールが引き起こす弊害を低く抑えることを目的としていました。

この制度下では、二五歳以上の購入資格のある国民に「予防手帳」なるものが配布され、アルコール飲料購入時にはこの手帳の提示が義務づけられました。販売店の店員は、客が購入したアルコール飲料の種類――ワイン、ビール、アクアヴィット（ジャガイモから作った蒸留酒）など――と量を手帳に記入し、同時に、店の台帳にも購入者の名前と日付・時刻、購入したアルコール飲料の種類と量を記録するのです[14]。

蒸留酒に関しては、月ごとに飲酒量の上限が定められていました。当初、既婚の成人男性は、一カ月に最大四リットルのアクアヴィットを購入することが認められていましたが、一九四一年にはこれが三リットルに減らされました。独身男性や独身女性の場合には、アルコール飲料の割り当て量はさらに少なく、既婚女性に至っては手帳を持つ権利が認められておらず、配偶者への割り当て分から自分の分を捻出しなければなりませんでした（既婚男性への割り当て分が多かったのは、それが個人分ではなく世帯分としての意味があったのでしょう)。また、販売者には、泥酔者や頻回購入者への販売を拒否する権限があり、実際、地域で悪名高い常習泥酔者やアルコール依存症の治療歴がある者にはアルコール飲料をいっさい売らないこともあったようです[14]。

この制度、部分的には好ましい効果はありました。というのも、少なくとも一九四〇年代まででは、国内のアクアヴィット消費量は年々減少していったからです。しかし、一九五〇年代に入ると、アルコール消費量は再び増加へと転じました。さらにそれに伴って、この制度に対する批判的な声が噴出するようになりました。それは、酒類販売者の権限が大きくなりすぎて、地域に警察体制にも似た監視システムができあがってしまったことへの不満でした。

その後、一九五五年の法改正で、スウェーデン政府は配給制と予防手帳を廃止しました。その代わりに、アルコール専売制度を導入し、アルコール度数に応じた課税という巧みな価格戦略を駆使して、健康リスクの高いアルコール飲料の消費をコントロールする方針を採用したのです。その結果、アルコール度数が比較的低いビールやワインが購入しやすくなる一方で、アクアヴィットなどの蒸留酒は手が届きにくいものとなりました。

その他にも、表3-1に示したような、米国やわが国と比べても厳しい、販売時間・曜日の制限や広告規制が行われました[13]。そうした対策の結果、現在までのところ、国民の総アルコール消費量、あるいは、交通事故や肝硬変への罹患による死亡率を低く抑えるのに成功していますす。

表 3-1　スウェーデン，アメリカ，日本における基本的アルコール政策の比較

		スウェーデン	アメリカ	日　本
製　造		免許制	免許制	免許制
販　売		専売制	免許制	免許制
小売規制		時間 日 場所 店舗数	時間 場所 店舗数	店舗数 （その後撤廃）
酒類購入可能年齢		飲酒店：18 歳 販売店：20 歳	21 歳	20 歳
酒　価	ビール	かなり安い	きわめて安い	かなり安い
	ワイン	かなり安い	きわめて安い	不　明
	蒸留酒	きわめて高い	きわめて安い	きわめて安い
酒　税	ビール	かなり安い	不　明	きわめて高い
	ワイン	中くらい	不　明	不　明
	蒸留酒	きわめて高い	不　明	中くらい
広　告	国営テレビ	禁　止	自主基準	自主基準
	国営ラジオ	禁　止	自主基準	規制なし
	印刷物	禁　止	自主基準	自主基準
消費量（L）		6.86	8.51	7.38
アルコール依存症（%）		不　明	7.70	4.10
死亡率（%）	交通事故	5.84	15.00	7.38
	肝硬変	3.97	7.47	6.15
	口腔咽頭ガン	1.69	2.00	2.23
禁酒家（%）		11.30	33.90	13.50

（消費量は，15 歳以上の国民 1 人当たりの年間飲酒量を純アルコールに換算したもの．アルコール依存症は，成人男女における発症率．死亡率は，10 万人当たりの数字．中本新一「アメリカおよびスウェーデンのアルコール政策」[13] より表の一部を引用）

フィンランド

スウェーデンと同じスカンジナビア半島の国、フィンランドでは、二〇世紀前半における禁酒法の失敗を経て、アルコール飲料の専売へと政策転換を図りました。その結果、フィンランドでは、アルコール度数四・七パーセント以上のアルコール飲料（度数の高いストロング・ビールやワイン、ウォッカやウィスキーなどの蒸留酒、リキュール類など）に対しては、従来、高い酒税が課され、購入する際には国直営のアルコール飲料専売店に出向く必要がありました。現在、専売店の開店時間は原則、金曜日以外の平日は九～一八時または二一時、金曜日は九～二一時、土曜日は九～一八時と制限されており、日曜日にいたっては営業していません。

こうした政府による専売や販売制限には、国内でアルコールに関連する健康問題や社会問題が深刻化した場合に、課税率や営業時間の変更などによって国民のアルコール消費を容易にコントロールできる、というメリットがあります。

しかし、一九九五年のEU加盟を機に、これまでのようにアルコール飲料に法外な高い税を課すことが困難となり、他のEU諸国と同水準とする必要が生じました。また、これまで専売という形で政府が独占してきたアルコール市場の自由化を求める声も高まりました。最終的にフィンランド政府は、蒸留酒に関しては従来通りの課税率を維持しつつ、ビールとワインの課税率だけを大幅に引き下げるとともに、ワイン農家によるワインの小売販売を許可しました。

また、これまで禁止されていた、公園やビーチといった戸外での飲酒も認められるようになったのです。[15]

この大胆な政策転換には、ある目論見がありました。それは、フィンランド国民の飲酒文化を変えるというものです。北欧諸国の人々のアルコール消費量は、地中海沿岸のヨーロッパ諸国と比べて決して多くはないものの、その飲酒文化は大きく異なります。フランスや地中海沿岸の国々では、平日に食事とともにワインを楽しむ傾向があります(「コンチネンタル飲酒文化」)。これに対して、北欧では、食事の際には飲酒しない人が多い一方で、週末にパーティーなどで「ハイになる」ために蒸留酒を飲む傾向があります(「ビンジ飲酒文化[16]」)。一般に、コンチネンタル飲酒文化は肝疾患などの慢性中毒をもたらしやすく、他方で、ビンジ飲酒文化は急性中毒によって暴力事件や交通事故、そして自殺を多発させやすい傾向があります。特に後者の害を問題視したフィンランド政府は、国民の飲酒文化を、「ビンジ」から「コンチネンタル」へと変えようとしたわけです。

フィンランドの新しいアルコール政策はひとまず成功したといってよいでしょう。というのも、国内におけるビールとワインの消費量こそ増加したものの、蒸留酒の消費量は減少し続け、男性の自殺死亡率が減少したからです。このことは驚くにあたりません。世界中の多くの国において、男性の自殺死亡率は国内アルコール消費量とは正の相関をもって推移します。かつて自殺大国と呼ばれたフィンランドは、国を挙げての取り組みで自殺を三割も減少させ、国際的には自殺対策の見本とされていますが、アルコール政策の貢献は意外に見落とされています。

ただ、その後、フィンランドのアルコール政策は次なる課題に直面しました。なるほど、

「国民の飲酒文化を変える」という目的の遂行には成功しました。事実、一九九五年以降、高齢者を中心にビールとワインの国内消費量は確実に増加し続け、純アルコール消費量としてはかつてより増加したにもかかわらず、現在までのところフィンランドでは自殺率の上昇は見られていないからです。おそらく蒸留酒の消費量が抑えられているためでしょう。

しかしその一方で、一九九八〜二〇〇八年の一〇年で肝疾患による死者数は倍増したのです。[16] つまり、「コンチネンタル飲酒文化」は、これまでとは別の面でフィンランド国民の健康に害をなしたわけです。

なぜアルコール規制はむずかしいのか

本章では、二〇世紀以降に焦点を当てて、各国におけるアルコール規制の試みを振り返ってみました。しかし、これは全体のごく一部です。もっと小規模な形ではありますが、古来、多くの為政者がたびたび禁酒令を出しては、失敗に終わるか、さもなければ、うやむやのうちに反故にされてきた歴史があります。

わが国とて例外ではありません。みなさんも、コロナ禍において政府が行った、飲食店でのアルコール飲料提供自粛の呼びかけを覚えているでしょう。その呼びかけは、口角泡飛ばして語らう酩酊者がコロナウイルスを拡散させる、という懸念に端を発しています。

しかし、コロナ禍を脱したいま、あの「飲み会自粛」にいかほどの効果があったのか、いささか疑問ではあります。なるほど、当時、飲食店はどこも早々に閉店し、あるいは、閑散としていましたが、繁華街近くの公園周辺には、ストロング系の缶を片手に路上飲みする若者たちの群れがやたらと増えていました。それどころか、人々の不満は野焼きの火のようにじわじわと広がって、内閣支持率は着実に低下し、最終的には、首相が交代せざるを得ない事態へと至りました。

そうなのです。アルコール規制は為政者の失脚を招きます。それは、人々は酩酊するのが大好きだからです。作家マーク・フォーサイズは、その著書[11]のなかで、「ヒトは酒を飲むようにできている」と、半ばやけくそのように言い放った後、こうも述べています。「しばしば人々は『ドラッグに対する戦争』[War on Drugs：薬物戦争]を口にするが、これはばかげている。ドラッグはつねに存在する。ドラッグのあいだでの戦争が行なわれているに過ぎず、そしてこの戦争において、アルコールはほぼ必ず勝利する」と。

では、なぜ人はかくもアルコールを欲するのでしょうか？　次章ではそのことについて考えてみたいと思います。

文献

1　横山裕一「人類―酒関係の歴史的変遷と飲酒の功罪の概念（1）古代における考察――飲酒文化の萌芽とその拡大」『慶應保健研究』三九（一）、二〇二一
2　トム・スタンデージ／新井崇嗣訳『歴史を変えた6つの飲物――ビール、ワイン、蒸留酒、コーヒー、茶、コーラが語るもうひとつの世界史』楽工社、二〇一七

3　ブノワ・フランクバルム／神田順子・田辺希久子・村上尚子訳『酔っぱらいが変えた世界史——アレクサンドロス大王からエリツィンまで』原書房、二〇二一

4　レスリー・ジェイコブズ・ソルモンソン／井上廣美訳『ジンの歴史』原書房、二〇一八

5　宮崎正勝『知っておきたい「酒」の世界史』KADOKAWA、二〇〇七

6　Difford's guide: Gin (https://www.diffordsguide.com/g/1108/gin/history-of-gin-1728-1794)

7　THE COLLECTOR, "What was the shocking London gin craze?" (https://www.thecollector.com/london-gin-craze/)

8　Levine, H. G., "The alcohol problem in America: From temperance to alcoholism," *British Journal of Addiction*, 79(4), 1984

9　カール・エリック・フィッシャー／松本俊彦監訳・小田嶋由美子訳『依存症と人類——われわれはアルコール・薬物と共存できるのか』みすず書房、二〇二三

10　デボラ・ブラム／五十嵐加奈子訳『毒薬の手帖——クロロホルムからタリウムまで　捜査官はいかにして毒殺を見破ることができたのか』青土社、二〇一九

11　マーク・フォーサイズ／篠儀直子訳『酔っぱらいの歴史』青土社、二〇一八

12　服部倫卓「今こそ『ロシア人とお酒』についての真実を語ろう」『The Asahi Shimbun GLOBE +』(https://globe.asahi.com/article/12269444)

13　中本新一「アメリカおよびスウェーデンのアルコール政策」『同志社政策科学研究』九(一)、二〇〇七

14　菱村将隆「スウェーデンにおけるアルコール問題」『海外社会保障情報』五〇、一九八〇

15　Karlsson, T. Ed., "Alcohol in Finland in the early 2000s: Consumption, harm and policy," National Institute for Health and Welfare, Finland, 2009

16　Karlsson, T., Mäkelä, P., Österberg, E., *et al.*, "A new alcohol environment: Trends in alcohol consumption, harms and policy: Finland 1990–2010," *Nordic Studies on Alcohol and Drugs*, 27, 2010

第4章　アルコール（3）人間はなぜ酒を飲むのか？

第2章、第3章と、アルコールには深刻な健康被害や社会的弊害があること、そして、それでいながら様々な規制政策が奏功しないばかりか、強硬な禁止法はときとして為政者の立場を危うくしかねないことを見てきました。

なぜ人間はかくもアルコールを欲し、また、執着してきたのでしょうか？　本章ではそのことについて考えてみたいと思います。

生き延びるためのアルコール

遺伝子の突然変異によって得たもの

アルコールの摂取は人類の進化を加速させた可能性があります。

その端緒となったのが、遺伝子の突然変異です。ジャーナリストのブノワ・フランクバルムは、著書『酔っぱらいが変えた世界史』[1]のなかでこう書いています。「一〇〇〇万年前にまずはわたしたちの祖先に遺伝子変異が起こり……アルコールにふくまれるエタノール[エチルアルコール]をより速く分解(代謝)できるように」なったと。

この、遺伝子の突然変異の可能性を最初に指摘したのが、カリフォルニア大学バークレー校の生理学者ロバート・ダドリーによる、「酔っぱらいのサル仮説(drunken monkey hypothesis)」[2]です。ダドリーは、私たちの祖先は熟した果実に含まれるエタノールの匂いと味との関係を学習し、それによって進化上の優位性を得た、と主張しています。果実に豊穣に含まれるグルコース、フルクトース、サッカロースは、発酵によってエタノールを生み出します。エタノールは重要なカロリー源ですが、熟成が進みエタノールを含むようになった果実には特徴的な腐敗臭があります。人類はこの腐敗臭に敏感な能力を獲得することで、効率的なカロリー摂取が可能となったわけです。

もちろん、そのような能力を必要とした背景には、私たちの祖先の「運動オンチ」が関係していた可能性は否めません。少なくとも同じく樹上生活を送る他の霊長類よりも機敏さで劣っていて、それゆえに、樹上の果実にありつくことに失敗し、地上に落ちて腐りかけた果実に甘んじるほかなかったのではないでしょうか――だとすれば、人類は生き延びるために、あの腐敗臭に対して嗅覚を研ぎ澄まし、この酩酊物質に引きよせられる本能を獲得した、といえるのかもしれません。

腐敗物を食料源とすることにはメリットがありました。ダドリーは、私たちの祖先が早くからエタノールが精神におよぼす影響——冒険心を高める効果——に気づいていた可能性を指摘しています。[1] エタノールにはほかにも利点がありました。果実が細菌で汚染されるのを防ぎ、食欲を増進させ、さらに消化を助けて、体内に脂肪を蓄える働きもあります。

ダドリーの学説は、その後、マシュー・キャリガンの遺伝学的研究によって裏づけられました。約一〇〇〇万年前に起きた突然変異により、私たちの祖先のエタノール代謝能力が格段に向上したことがわかったのです。同じ霊長類でもある程度習慣的にお酒を飲む（楽しむ？）のはヒト、ゴリラ、チンパンジーなどの一部に限られていますが、それは、進化の過程でオランウータンの系統から枝分かれする際に、ＡＤＨ４（アルコール脱水素酵素４）遺伝子の突然変異によってアルコールを分解する能力を獲得したからです。この突然変異でエタノール代謝能力は四〇倍に高まり、酔って木から転落したり、肉食動物がひそむ場所で泥のように眠り込んだりする危険を大きく減らすことができるようになりました。[1]

もっとも、それでも時々はやらかしていたようです。三〇〇万年前、私たちの祖先、アウストラロピテクスのルーシーは転落死しました。発掘された右上腕骨の折れ方から、落下距離は一二メートル、落下速度は時速六〇キロと推定されており、足、股関節、肋骨、肩、下顎、内臓を損傷し、かなりの致命傷でした。獣による襲撃の跡がないことから、転落はまちがいなく不慮の事故です。

なぜルーシーは不注意にもかくも高いところから転落したのでしょうか？　フランクバルム

は、ルーシーが「発酵した果実の魅力に負けた」可能性、すなわち、酩酊していた可能性を指摘しています。[1]

「待つ」から「作る」へ

いうまでもなく、発酵した果物を食べるのは、人類の専売特許ではありません。チンパンジーやゴリラなどの類人猿、それから野生の象や一部の齧歯類《げっしるい》も腐敗した果実を食べ、酩酊することが知られています。しかし、人類が他の「のんべえ動物」と一線を画しているのは、みずからの手で酒を作る、という点です。

第四氷河期が終わった後、紀元前一万年頃からはじまる中石器時代——人類が農耕をはじめる以前の段階——から、人類はすでにアルコール飲料を作っていました。[3] 人類が最初に作ったアルコール飲料の原材料は、穀物でも果実でもなく、蜂蜜でした。

人類は偶然この蜂蜜酒を発見したと想像されます。蜂蜜は水と一緒に置いておくと勝手に発酵を開始します。ですから、おそらく最初は、木の幹にあいた穴に蜂蜜と蜜蠟がたまり、そこに雨水が流れこんでできた蜂蜜酒を、何かの拍子に発見したのではないでしょうか？　そしてしばらくのあいだ、人類はそれを見つけるたびに、みずからの幸運に手を叩き、小躍りして喜んでいたにちがいありません。

しかし、ただ「待つ」だけの立場に甘んじることができないのが、人類です。想像するに、いまだ地表に氷河が残る中石器時代、早くも人類は、洞窟で焚き火を囲んで暖をとりつつ、蜂蜜酒に舌鼓を打っていた可能性が高いわけです。

やがて氷河がすっかり溶け、気候が温暖になってくると、人類は次第に活動的になっていきます。狩猟文化が幕を開け、紀元前九〇〇〇〜八〇〇〇年頃には、犬の家畜化や羊の飼育、さらに定住と穀物の栽培を始めます。[4] そして、いわゆる世界四大文明が花開く頃には、おそらく人間は穀物や果実を原材料として大規模な酒造りを開始するようになったと思われます。

アルコールのために集い、つながる人々

シュメール文明とビール

農耕と定住をはじめ、多数の人々が密集して暮らすコミュニティを形成するようになると、人類にとってアルコールの役割はますます重要になりました。その様子は、いわゆる世界四大文明のなかで最も古いとされる、メソポタミア文明の遺跡発掘物からうかがうことができます。

メソポタミア文明の担い手、シュメール人の遺跡からは、彼らとビールとの深い関係を示す証拠が多数発掘されています。粘土板には、しばしばビールの造り方や効能を記す楔形《くさびがた》文字が刻まれていました。また、二人の人間がそれぞれ自分用のストローを差し込んで、同じ一つの壺からビールを飲んでいる、という場面を模した絵も残されています(図4−1)。おそらくシュメール人社会では、人々は同じ一つの壺からビールを分かち合って飲んでいたのでしょう。

シュメール人社会においては、ビールは必要不可欠なものだったようです。前章でも紹介したフォーサイズの著書『酔っぱらいの歴史』[4]によれば、シュメールのことわざに、「彼は恐ろしい、まるでビールを知らない人間のように」というのがあるそうです。要するに、シュメール人社会では、ビールが野蛮人を人間にすると考えられていたのです。

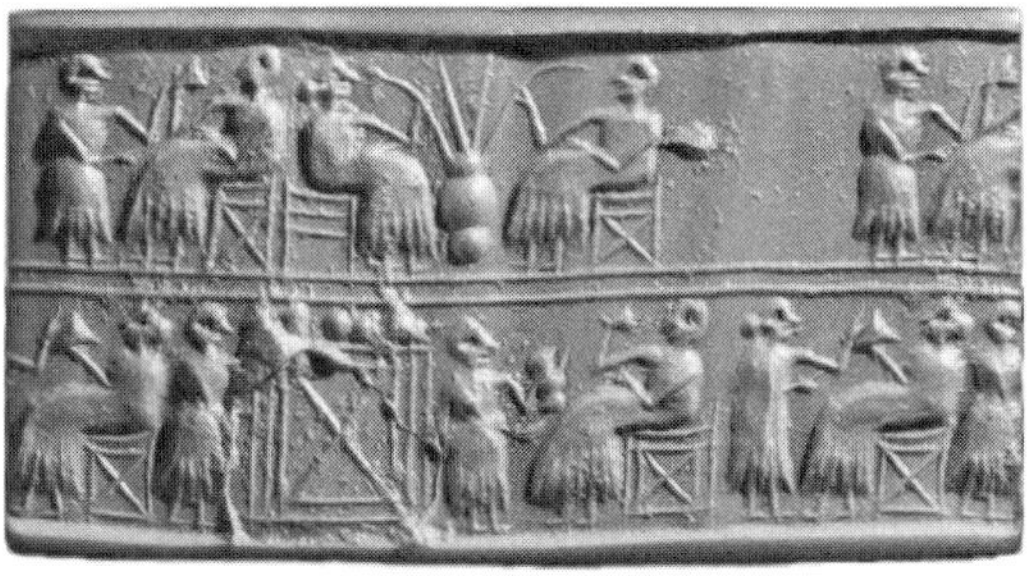

図 4-1　１つの壺からストローでビールを分け合い飲むシュメール人
（CDLI Seals 008800［physical］artifact entry［2023］Cuneiform Digital Library Initiative）

かつて「人類が最初に麦から作ったのは、パンとビール、どちらが先か？」といった論争がありましたが、すでにこの論争には決着がついています。ビールが先です。というのも、神殿ができる以前、そして、農耕が始まる以前からビールは存在していたからです。

これを踏まえて、フォーサイズは、人類史に関して大胆な仮説を提唱しています。曰く、私たち人間が定住生活を開始し、農耕を始めた理由は、パン（食べ物）が欲しかったからではなく、酒が欲しかったからだ、と。

フォーサイズは、ビールがパンに先行し、人類が酒欲しさから定住と農耕を始めたことを支持する理由として、次の六つを挙げています。

第一に、ビールは加熱調理を必要としないから、パンよりも簡単に作ることができます。

第二に、ビールには、人間が健康を維持するために必要なビタミンB群が含まれています。捕食動物は他の動物を食べることでビタミンB群を摂取できますが、穀物を育てている農耕民が、パンだけの食事をしていたら、ビタミンB群不足によって貧血や脚気などの病気になってしまいます。しかし、発酵させてビールにすれば、ビタミンB群を摂取することができるのです。

第三に、ビールはパンよりもすぐれたカロリー補給源です。というのも、酵母がすでに栄養分をいくらか消化、分解しているので、栄養分の吸収率ははるかに高いからです。

第四に、ビールは貯蔵し、保存食にすることができます。

第五に、ビールに含まれるアルコールには殺菌作用があり、水を浄化します。農耕のために定住生活を送ることの最大の問題は、コミュニティ自体が様々な感染症の温床となることです。これは、たえず移動し続けていた狩猟生活の時代には、気にする必要がなかったことです。

最後の、そして最大の理由は、真なる行動変容には文化的動機が必要だから、というものです。もしビールにあえて長旅をしてでも手に入れる価値があり、そして、ビールに宗教的な意味があると信じられていたならば、どうでしょうか？　たとえその人がいかに狩猟の名手であったとしても、狩猟生活を断念し、定住して醸造用の大麦を育てようという気持ちになるのではないでしょうか？——少なくともフォーサイズはそう指摘し、次のように断定しています。

「紀元前九〇〇〇年ごろ、われわれは農耕を発明したのだった。日常的に酔っぱらうために」[4]

アルコールはコミュニティの秩序と絆を作り上げるのに貢献した可能性があります。フォーサイズは、古代ギリシアの饗宴（シュンポシオン）を例に引き、飲酒を様々な決まりごとで儀式化することによって、ポリス（都市国家）の秩序と市民の平等性に寄与した可能性を指摘しています。[4]

当然、そこには一定の訓練も求められたようです。フォーサイズは次のように書いています。「プラトンは極めて具体的に、酒を飲むのはジムに行くようなものだと言っている。最初は上手く行かず、苦痛で終わる。だが練習すれば完璧になる。たくさん飲んでも自分を保てるなら、理想的人間である……」

饗宴は男子だけの部屋で開催されました（そこで働かされる奴隷以外の女性は入ることができません。このあたりに、市民の平等が実現されていても、奴隷制を許容し、しかも、市民のなかでも男女平等が実現されていない、というポリスの暗部が見え隠れするわけですが……）。そして、成人の男たちは長椅子に寝そべってワインを飲みます。もちろん、第3章で触れたように、ワインは三倍量の水で希釈されています。

アテナイの饗宴では、参加者が勝手に自分のペースで飲むことは認められていません。饗宴の開始にあたって、まずは献杯を三回します。一回目は神に、二回目は戦死した英雄たちに、そして最後に、神々の王であるゼウスに捧げます。献杯した酒は口に運ばずに床に注ぐのが決まりでした。

献杯が終わると、リーダーの指示でいっせいに飲み始めます。その際も勝手におかわりをしてはいけません。これもまたリーダーの指示待ちだからです。さらに、リーダーがおかわりを指示した際には、残っているワインは飲み干さねばなりません。おかわりが注がれる際に杯のなかにワインが残っているのは、不作法とされているからです。もちろん、飲みすぎたからといって、泥酔して醜態をさらすのは言語道断、御法度です。

それから、参加者全員が同じクラテル（ワインの入った壺）から酒を飲む、というルールもありました。ここでも、シュメール人と同様、「同じ一つの壺を分かち合う」という原則が堅守されていました。トム・スタンデージによれば、「乾杯の際にグラスとグラスを合わせるのは、たがいのグラスを一つにして、同じ容器に入った同じ飲み物を飲むということを象徴的に示している」[5]のだそうです。

なお、饗宴に供されるクラテルは三つだけ用意されました。一つ目は健康のため、二つ目は愛と喜びのため、そして三つ目は眠りのためです。それ以上は、アルコールの弊害が出て、不作法なふるまいや喧嘩をしたり、最悪の場合には錯乱状態にだってなりかねない、とされていたのです。

いずれにしても、最も重要なルールは、基本的に参加者はみな平等な立場として扱われなければならない、ということです。確かに、饗宴における飲酒開始やおかわりにはリーダーの指示が必要ですが、これはあくまでも形式的な役割であって、決してリーダーが偉いとか、社会的身分が高いわけではありません。

こうして見てみると、古代ギリシアの饗宴には、アルコールの弊害を極力抑えつつ、人と人とが対等につながり、親睦を深める工夫が随所に見られることがわかります。

なお、こうした饗宴スタイルは、古代ローマにおいても踏襲されましたが、残念なことに平等性は失われてしまいました。長椅子の配置は階級によって明確に定められ、さらに、提供されるワインや食事の質や量の違いから、むしろ階級の違いを見せつけられる場所となってしまったのです[4]。

アルコールが作り出すつながり

考えてみると、たかが酒のために農耕と定住をはじめた人類は、相当な酒好きといわざるを得ません。一体、なぜ人類はそこまでして酒に執着してきたのでしょうか？

フォーサイズは、後にアルコール依存症当事者の自助グループＡＡの理念に大きな影響を与えた哲学者ウィリアム・ジェームズの論[6]を紹介しています。つまり、アルコールがかくも人類を支配するのは、それが人間の神秘的能力を刺激するからだ。その能力は、通常、冷徹な事実としらふのときの乾いた批判によって、簡単に砕かれてしまう。つまり、しらふであることは、縮小し、区別し、相手に対して「ノー」ということを容易にするのだ。一方、酔いは拡大し、統合し、相手に対してつい「イエス」と応じてしまいやすい精神状態を作り出す。酔いは人間のなかにある応諾機能――「イエス」という機能――を強く刺激し、意見をまとめたり、連帯したりすることを容易にする……といった主張です[4]。

おそらくこのことは、定住をはじめた人間にとって重要な意味を持ちました。というのも、応諾と連帯とは、様々な局面で協力や分業を実現しやすくするものだからです。そう、天災や外敵からの攻撃に際して、人々が一致団結して対峙し、コミュニティを守ることが可能となります。

それだけに、為政者はアルコールの効果を怖れもしたわけです。中国古代史研究者の柿沼陽平は、好著『古代中国の24時間』において、古代中国、特に漢の時代には、三人以上で酒席をともにすることが禁じられていた、と述べています。

「漢代の法律では、三人以上がいっしょに酒を飲むことは群飲《ぐんいん》とよばれ、禁止されていた。それは、酔っ払ったかれらが意気投合し、もしくは飲酒を名目として集合し、謀反を計画しないともかぎらないからである」[7]

つまり、為政者は、アルコールが持つ、人々を連帯させる力を十分に理解していたのです。

なぜ一部の人は飲みすぎるのか?

ここまで、人類にとっていかにアルコールが必要であり、コミュニティ形成に欠かせないものであったのか、ということを見てきました。しかしその一方で、度を超した飲酒によって健康を害したり、酩酊時の暴言・暴力で周囲に迷惑をかけたりして、コミュニティから排除される人もいます。

なぜ一部の人は飲みすぎてしまうのでしょうか? あるいは、どのような特性、もしくは状況にある人が危険な飲み方をしてしまうのでしょうか？

動物実験から見えてくるもの

議論の糸口として、興味深い動物実験を二つ紹介しましょう。

一つは、誕生まもないラットの子どもを離乳後に集団から隔離する、という飼育操作を行う実験です。[8] この実験では、離乳後の社会的隔離は、成人後のラットに深刻な認知・行動障害をもたらすことが明らかにされています。幼少期における社会的隔離は、成人後のラットのアルコールに対する感受性を変化させ、隔離しなかった対照群と比べると、オペラント自己投与実験における反応率が高くなり、アルコール消費量が顕著に増加したのです。

もう一つは、ラットを「終夜営業の飲み放題バー」に閉じ込める実験です。[9] ラットの集団をいつでも好きなときに好きなだけ飲酒できる環境に置くと、いずれのラットも最初の数日は羽目を外して大酒しますが、やがて大部分のラットは一日二回程度の摂取頻度に落ち着くそうです。食事の前に一回、就寝前に一回という感じです。ただし、三、四日に一度だけアルコール消費量が跳ね上がる日があり、この日はラットがほぼ全員集合して、ちょっとした乱痴気騒ぎの様相を呈するそうです。なんだか人間でもありそうな行動パターンですね。

この「飲み放題」実験で注目すべきなのは、二つの、両極端なラットの存在が観察されていることです。第一のタイプは、集団の支配者のオス（キング・ラット）です。彼は禁酒家らしく、この実験のあいだ中、まったくアルコールを摂取しないのです。そして第二のタイプは、集団で最も地位が低い、いわば落伍者ラットです。彼は、集団のなかで最もアルコール消費量が多いのです。おそらく自分の神経系を慰撫し、不安や恐怖を紛らわせるために飲むのでしょう。

これら二つの動物実験から示唆されるのは、孤立や剝奪体験、あるいは、屈従や迫害といった体験は、ラットのアルコール消費量を増加させる、ということです。

しかし、しょせんは動物実験です。こうした傾向は、はたして人間にもあてはまるのでしょうか？

アメリカン・インディアンと飲酒文化

世界中を見わたすと、アルコール依存症罹患率が非常に高い民族が存在することがわかります。それは、北米大陸における先住民であるアメリカン・インディアン（本来は、「ネイティブ・アメリカン」と呼ぶべきところですが、アラスカ先住民との区別、ならびに文脈上の整合性から、あえてこの表現を用います。以下、インディアンと略します）とアラスカ先住民、さらにはオーストラリア先住民であるアボリジニです。共通しているのは、いずれもユーラシア大陸以外の先住民であること、そして、いずれも白人によって征服された民族である、ということです。

医学史研究者ヘンリー・E・シゲリストは次のように述べています。

「白人による征服は火器と同じくらい火酒のおかげである。アメリカインディアンにたいするアルコールの影響はよく知られている。インディアンが用いていた興奮剤はタバコで、これでは酔わない。ウイスキーはインディアンの抵抗力を弱め、インディアンを容易に搾取の餌食とした。同じ征服法は他の場所でも用いられた」[10]

確かにその通りです。かつて白人たちがインディアンと不平等条約を結ぶ際、大量のウィスキーを持ち込んだことはよく知られています。

インディアンにはアルコールへの耐性がまったくありませんでした。肥沃で気候的に穀物栽培に適したユーラシア大陸とは異なり、白人入植以前のアメリカ大陸には、天然の穀物はトウモロコシくらいしかなく、それもっぱら食料とすることが優先されていたため、酒を醸造し、飲んで楽しむ文化はなかったのです。それゆえなのか、節度ある飲酒ができず、白人からウィスキー一瓶を与えられれば、一心不乱に一気に飲み干す、という飲み方になってしまったのです。彼らの飲酒パターンには、もしかするとペヨーテ（サボテンから抽出された幻覚アルカロイド）を宗教的儀式に用い、幻視体験を重視する彼らの伝統が影響していたのかもしれません。

そのようなむちゃな飲み方は、インディアンが置かれた社会的状況によってますます加速しました。彼らは広大な土地で狩猟中心の豊かな暮らしを送っていましたが、白人による侵略は彼らのライフスタイルをすっかり変えてしまいました。土地は奪われ、狩猟も農耕もできない狭苦しい居留地に追いやられて、生き甲斐のない毎日を無為に過ごすほかなくなったのです。

それだけではありません。「里親制度」や「インディアン寄宿学校」といった同化政策が、次代を担う子どもの心を蹂躙し、コミュニティの未来まで破壊しました。前者は、貧困のため生活困難と州が認定したインディアンの家庭から、子どもを出生前に選定して強制的にとりあげ、実の親を知らせないまま白人の家庭において、インディアンの文化も歴史もいっさい教えることなく、白人としてのみ育てる、というシステムです。そして後者は、一九世紀後半以降に設立された学校であり、そこでは、彼らの風習や信仰は未開地の卑しい習慣として否定され、部族の伝統である長い髪は強制的に短く切られました。また、英語を話すことを強要し、うっかり母語を話すと口のなかに石鹸を突っ込んで折檻され、聖書以外の書物を読むと独房に連れて行かれる、といった暴力的な教育が行われていました。

いずれも、「インディアンを殺し、人間を救え」という白人中心主義的発想から行われたものです。そのような養育や教育を受けた子どもたちは、やがて物心がつく頃には、「自分はインディアンでも白人でもない」というアイデンティティの喪失に苦しみ、アルコールに耽溺《たんでき》していったのです。同化政策という暴力は新たな暴力を生み出し、それはアルコールによって増幅されながら、部族社会内のさらなる弱者へと向かいました。具体的には、暴力は、母系社会でありながら男尊女卑の風習が根強く残るインディアン社会における弱者である女性に向かい、さらには、本来守るべき存在である子どもに向かいました。[11]そして、こうした家庭内暴力の被害は新たなアルコール依存症の温床となったと考えられます。

米国内でインディアンの復権を目指すレッド・パワー運動が勃興した頃、全米インディアン若者会議議長を務めたポンカ族のビル・ペンソニューは、一九六九年に上院インディアン教育小委員会にて次のように述べています。

「我々は酒にひたすら没頭する。なぜなら、酔いつぶれているときだけが唯一、我々インディアンが自由な時だからだ[12]」

インディアンの飲酒問題はいまもなお解決されていません。インディアン衛生局によると、アルコール依存症に苦しむ先住民の割合は、全米平均の五倍とされます[13]。こうしたインディアンのアルコール問題の背後には、先祖伝来の土地と伝統的な生活様式の喪失、さらには信仰や伝統的医療の否定といった歴史的喪失があるといわれています[13]。それらは部族内コミュニティにおいて破壊と暴力の世代間連鎖を引き起こし、アルコール依存症を再生産し続けています。

現在、多くの居留地では、アルコール問題対策の一環として居留地内での酒類販売を禁止していますが、その結果、アルコールを求める先住民たちは居留地の外に足を延ばし、飲酒運転による悲劇があとを絶ちません。居留地の道路沿いには、現在も「飲むなら、運転するな」とのスローガンを大書した看板が多数立っています。

絶望死としてのアルコール関連死

ところで、インディアンは自殺率の高さでも知られています。とりわけ若年者の自殺が非常に深刻な問題となっています。SAMHSA(Substance Abuse and Mental Health Services Administration:米国薬物乱用・精神衛生局)が行った、全米自殺死亡者データベースを用いた人種別の自殺死亡率に関する分析では、インディアンとアラスカ先住民の若年者の自殺死亡率は、全米平均と比べて顕著に高いことがわかっています[14](図4-2)。

こうした、若年者における自殺の蔓延には、高い失業率に加え、アルコール乱用が促進的な影響をおよぼしている、と考えられています。事実、八八件のインディアンによる自殺企図のうち四七件に、アルコールが無視できない影響を与えていた、という報告があります[15]。

また、全米疾病管理予防センター(Centers for Disease Control and Prevention：CDC)の調査[16]では、米国における全自殺者のうち、自殺直前にアルコール依存症に罹患していたと考えられる自殺者の割合は一五・六パーセントでしたが、人種別で見ると、インディアン／アラスカ先住民が最も高い(二一・〇パーセント)ことが明らかにされています(参考：最小値は非ヒスパニック系黒人六・八パーセント)。また、自殺直前に飲酒していた者は全自殺者の二五・二パーセントでしたが、人種別で見ると、やはりインディアン／アラスカ先住民が最も多かったのです(四六・二パーセント。参考：ヒスパニック系二九・五パーセント、非ヒスパニック系白人二五・五パーセント)。

以上の結果は、インディアンにおけるアルコール依存症と自殺との密接な関係を示唆するものです。このような依存症と自殺との関連は、第1章で触れた、米国中西部〜五大湖周辺のラストベルトでの、中高年白人男性における自殺とオピオイド乱用の同時急増を彷彿させます。こうした自殺やオピオイド過量摂取による事故死は、ともに「絶望死」としての側面がありますが、同様のことは、インディアンにもあてはまる可能性があります。

本章でとりあげたインディアンのアルコール問題は、ほんの一例にすぎません。世界中を見わたせば、依存症罹患リスクの高い集団——先住民族や少数民族、あるいは性的マイノリティなど——は、つねに自殺のハイリスク集団でもあります。

ここで、依存症のもう一つの側面が浮き彫りになってきます。ともすれば依存症とは、意志薄弱かつ自堕落、身勝手な不摂生のなれのはてとして偏見を持って捉えられますが、その背景には自殺と地続きの絶望が横たわっているのです。

いまから九〇年近く昔、精神分析医カール・メニンガーは、アルコール依存症を「慢性自殺」と位置づけました。[17] この言葉には、過度な飲酒という、故意にみずからの健康や生命を削る行為が持つ肯定的効果――一時的に自殺を先延ばしにする効果――が含意されています。

これは慧眼でした。たとえば、インディアンにとってアルコールとは、屈辱を忘れ、絶望から目を逸らすことで一時的な延命を実現する、いうなれば「ケミカル・ケアラー」として――あるいは、わが国のストロング系チューハイさながらの「飲む福祉」として――機能したのかもしれません。問題は、だからといって、自殺に傾く気持ちが霧散したわけではない、ということです。それどころか、アルコールによる酩酊は衝動性を高め、痛みや死に対する恐怖心を減弱させ、自殺行動という破壊的な問題解決をとりやすい精神状態を準備します。

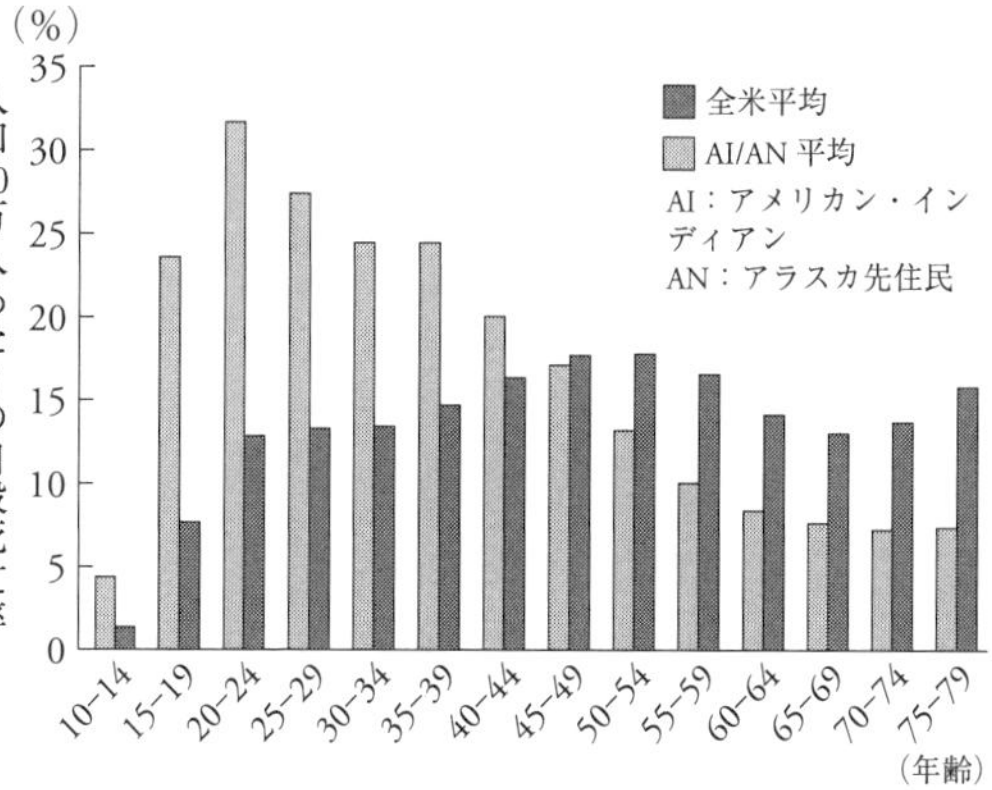

図 4-2　2000〜2013年におけるアメリカン・インディアンとアラスカ先住民の自殺死亡率：全米平均との比較（SAMHSA, “Suicide Clusters within American Indian and Alaska Native Communities”）[14]

これはアルコールに限った話ではなく、すべての依存症の本質です。依存症と自殺とは表裏一体の関係にあります。依存症は、「いますぐ自殺することを先延ばしする」という意味では、短期的には自殺の保護的因子ですが、長期的には危険因子なのです。

アルコール問題の背後にあるもの

本章では、なぜ人間は規制や禁止令に抗ってまでアルコールに執着し、飲むことをやめないのかについて考えてみました。そのなかで、私たちの祖先がこの地球上で生存競争を生き延び、やがて文明社会を作り上げるうえで、アルコール飲料がいかに大きな役割をはたしてきたかを確認しました。しかし、そのような肯定的側面とは裏腹に、アルコールが様々な弊害を引き起こすのもまた事実です。そこで後半では、なぜ一部の人は飲みすぎるのかを、インディアンのアルコール問題を例に挙げて検討し、依存症の背景にある苦痛や困難、さらには自殺との関係にまで思考の触手を伸ばしてみました。

アルコールをめぐる三章分の旅路を経て、いま改めて気づかされるのは、アルコール関連問題とは、単にエタノールの薬理作用や毒性だけが原因ではない、ということです。たとえば、前章では、一八世紀英国におけるジン・クレイズ(ジンに狂った時代)をとりあげましたが、あの騒動にしても、決して「蒸留酒」という安価な高濃度アルコール飲料だけが原因だったわけではありません。農業から工業へという産業構造の変化が、「資本家vs.労働者」という新たな格差と分断を生み出し、束縛と貧困に喘ぐ人々が苛酷な日々をジンで一時しのぎする過程で生じた現象でした。その意味では、ジン・クレイズもまた、インディアンのアルコール問題と同様、社会に蔓延する絶望の表現型なのです。

ここで、アルコールをめぐる議論の出発点——第2章「アルコール(1) ストロング系チューハイというモンスタードリンク」——に立ち戻りましょう。私は自問します——曰く、わが国で殷賑をきわめた、「ストロング系チューハイ」という安く酔える酒にも、何らかの社会的文脈のなかで登場を要請された可能性はないのか、と。

答えはわかりません。しかし、自身が診察室で出会った、ストロング系愛好家の若者たちを想起すると、少し思い当たることがあります。彼らは、バブル景気を知る私たち親世代とは違って、実に慎ましい生活をしています。無謀なローンを組んで分不相応な車や洋服を購入することもなければ、クリスマス・デートに法外な金を注ぎ込むこともありません。それもそうでしょう。ブラックな非正規雇用で日々食いつなぎながらも賃金は一向に上がらず、人々の経済格差は広がるばかりで、いまより明るい未来を想像することがむずかしい……。

そう考えると、よくも悪くもアルコールの流行は時代の申し子であり、ストロング系チューハイもまたその一つなのかもしれません。

文　献

1　ブノワ・フランクバルム／神田順子・田辺希久子・村上尚子訳『酔っぱらいが変えた世界史——アレクサンドロス大王からエリツィンまで』原書房、二〇二一

2　Dudley, R., *The Drunken Monkey: Why We Drink and Abuse Alcohol*, University of California Press, 2014

3 海野弘『酒場の文化史』講談社学術文庫、二〇〇九

4 マーク・フォーサイズ／篠儀直子訳『酔っぱらいの歴史』青土社、二〇一八

5 トム・スタンデージ／新井崇嗣訳『歴史を変えた6つの飲物——ビール、ワイン、蒸留酒、コーヒー、茶、コーラが語るもうひとつの世界史』楽工社、二〇一七

6 W・ジェイムズ／桝田啓三郎訳『宗教的経験の諸相（下）』岩波文庫、一九七〇

7 柿沼陽平『古代中国の24時間——秦漢時代の衣食住から性愛まで』中公新書、二〇二一

8 McCool, B. A., Chappell, A. M., "Early social isolation in male Long-Evans rats alters both appetitive and consummatory behaviors expressed during operant ethanol self-administration," *Alcohol, Clinical and Experimental Research*, 33(2), 2009

9 Siegel, R. K., *Intoxication: The Universal Drive for Mind-altering Substances*, Park Street Press, 2005

10 H・E・シゲリスト／松藤元訳『文明と病気（上・下）』岩波新書、一九七三

11 鎌田遵『ネイティブ・アメリカン——先住民社会の現在』岩波新書、二〇〇九

12 *Time*, "Nation: The angry American Indian: Starting down the protest trail," Feb. 09, 1970

13 Whitbeck, B. L., Chen, X., Hoyt, D. R., Adams, G. W., "Discrimination, historical loss and enculturation: culturally specific risk and resiliency factors for alcohol abuse among American Indians," *Journal of Studies on Alcohol*, 65(4), 2004

14 SAMHSA (Substance Abuse and Mental Health Service Administration), "Suicide clusters within American Indian and Alaska native communities: A review of the literature and recommendations," 2017

15 Tower, M., "A suicide epidemic in an American Indian community," *American Indian and Alaska Native Mental Health Research*, 3(1), 1989

16 Centers for Disease Control and Prevention (CDC), "Alcohol and suicide among racial/ethnic populations — 17 states, 2005–2006," *Morbidity and Mortality Weekly Report*, 58(23), 2009

17 Menninger, K. A., *Man against Himself*, Harcourt Brace & World, 1938

第5章　カフェイン(1)　毒にして養生薬、そして媚薬

「不自然」なドラッグ

カフェインは、薬理学的には覚醒剤やコカインと同じ中枢神経興奮薬であり、その薬理作用はかなり顕著です。おそらく誰もが、コーヒーや紅茶を飲んだら、意欲や注意力、集中力が増したり、眠気や疲労感が緩和されたりといった、「ドラッグ効果」を経験しているはずです。

人類がカフェインと出会ったのは、アルコールと比べると、ずいぶんと最近の出来事です。興味深いことに、当初、食物(カロリー補給源)としての役割を期待されていた酒とは異なり、コーヒーや茶といったカフェイン含有飲料は、最初から食物とは明確に区別されてきました。そのことは、それぞれの飲み物の食事との関係性から理解できます。「パンとワイン」といった慣用句表現からもわかるように、アルコールは食中飲料として料理と一体化しています。一方、コーヒーは完全に「食後」の飲み物です。フレンチやイタリアンのディナーの席でコーヒーを注文することは「食事終了」と同義であり、注文した瞬間、非情なウェイターは食べかけ

のパンや飲みかけのワインを撤収していきます。

カフェインには、「不自然さ」という意味で、アルコール以上に「ドラッグらしさ」が備わっています。というのも、アルコールには、食欲を刺激して眠気を誘う、という生理的欲求に従う作用がありますが、カフェインには、それとは逆に、生理的欲求に抗って私たちを飢餓と過活動に追い込むという、きわめて不自然な作用があるからです。

本章から二章にわたって、カフェインを取り上げ、その功罪を深掘りしていきます。

不思議と非難されない依存性薬物

第1章でも述べたように、デイヴィッド・T・コートライトは人類に健康被害をもたらしてきた三大薬物として、アルコール、タバコ、カフェインを挙げ、これをビッグスリーと名づけました。[1] この三つの薬物のなかでは、現代社会においてカフェインはさほど激しい非難の対象となることはありません。少なくともアルコールとタバコに比べれば、かなりマシな扱いをされてきたといえるでしょう。

なぜでしょうか？

考えられる理由は三つあります。

第一に、あまりにも多くの人がそれを愛用し、生活必需品として広く社会に浸透しているからです。「コーヒー派」か「お茶派」かといった違いはあるにせよ、ほとんどの人が仕事前や仕事の合間にカフェインを摂取しています。食後のひととき、あるいは、ちょっとしたおしゃべりのお供にもこれらの飲み物は欠かせません。いまや私たちは、コーヒーや茶のない生活など、想像すらできないでしょう。

第二に、おそらくそれは現代社会の価値観とマッチしているからです。歴史を振り返ってみると、不思議なことに、カフェイン含有飲料の普及と期を同じくして、その社会は劇的な発展を遂げています。中国で茶が庶民に普及したのは七〜八世紀、唐王朝の時代ですが、当時、人口が爆発的に増加し、世界で最も広大な領土と繁栄を誇っていました。[2] また、一五世紀にコーヒーが普及しはじめた頃、イスラム社会は世界で最も自然科学が進んでいました。[3]

一方、ヨーロッパでは、一七世紀になってようやくコーヒーや茶が普及しましたが、その時期を境にヨーロッパ社会は劇的に変化しました。[3] 清潔な水が得にくかったヨーロッパでは、人々は昼間から水代わりにビールやワインを飲んでいて、いつも酔いの靄《もや》に煙った頭で生活していました。ところが、カフェインには殺菌効果があるばかりか、頭を冴えさせ、合理的な思考を助けてくれました。そうした薬理作用は、当時台頭してきた、勤勉・禁欲を旨とするピューリタン的価値観にもマッチしたものでした。

実際、産業革命以後の工場においても、休憩時間の飲み物をビールから紅茶に変えたことで事故が劇的に減少し、生産性が非常に高まったといわれています。[3] また、街のコーヒーハウスでは、様々な分野の知識人や商人が集まり、政治や経済、貿易、科学技術などに関する最新の情報がさかんに交換されました。[3,4] 芸術分野においても顕著な貢献をしたといえるでしょう。たとえば、バルザックやヴォルテール、そしてベートーヴェンも大変なコーヒー愛好家であり、いずれも大量のコーヒーを摂取しながら創作活動に没頭したことが知られています。

そして第三の理由は、安全性です。これだけ顕著な薬理作用がありながらも、カフェインという薬物は比較的安全です。もちろん、純粋に抽出されたカフェインの粉末は危険で、小さじ四分の一で心悸亢進、強い不安などの不快な症状が発現し、大さじ一杯のカフェインで人は死にいたるとされています。しかし、大さじ一杯のカフェインを摂取するには、コーヒーならば五〇杯、紅茶ならば二〇〇杯を、一気に飲み干す必要があります。[5] さすがにこれは人間には不可能といってよいでしょう。

カフェインの薬理学

カフェインの効果

くどいようですが、カフェインの薬理作用は顕著かつ確実です。[6] たとえ三〇ミリグラム以下（コーヒーカップ一杯に含有されるカフェイン量は約五〇ミリグラムです）という少量でも気分と意欲に変化を生じます。非カフェイン使用者や断続的なカフェイン使用者の場合、通常、少量のカフェイン摂取でも十分な覚醒効果や注意力の向上を自覚できるでしょう。

カフェインは気分と意欲に影響するだけでなく、瞬発力や持久力といった運動機能も向上させます。そのこともあって、かつて国際オリンピック委員会は、出場選手の尿のカフェイン含有量の上限を一ミリリットルあたり一二マイクログラムと定めていました（現在は、カフェインは禁止薬物からは外されています）。これは、コーヒー三〜六杯分を摂取した状態に相当します。

カフェインには、効果への慣れが生じやすい、という特徴もあります。毎日一〇〇ミリグラムの摂取を続けている人の場合、三〇ミリグラム以下の少量ではほとんど効果を感じない、ということもあり得ます。習慣的な摂取によって耐性が生じているためです。

そのような人であっても、多量のカフェイン（通常五〇〇ミリグラム以上）を摂取すれば、さすがに効果を自覚できるはずです。というのも、ここまで大量に摂取すると、マイナスの影響が出現するからです。具体的には、不安の増大や神経過敏、いら立ち、胃のむかつきといった症状です。もっとも、これらの症状は一時的なものであり、また、個人差もあります。

さらに大量のカフェインを摂取すると、中毒症状が惹起されます。特徴的な症状としては、興奮、不安、振戦（ふるえ）、頻脈、利尿、胃腸系の障害、筋攣縮《きんれんしゅく》、不眠が挙げられます。重篤な場合には、談話促迫や観念奔逸、誇大的な自我の感覚、睡眠欲求の減少といった、躁病に似た精神症状を呈することもあります。そして、カフェイン摂取量が五〜一〇グラムと極端な大量になると急激に死亡リスクが高まります。死因のほとんどは致死的な不整脈によるものです。

カフェインの代謝

カフェインは摂取後三〇分以内に効果を発現し、一時間以内に血中濃度は最大に達します。

食物の同時摂取はカフェイン吸収を遅らせますが、効果を阻害することはありません。消化管から血中に吸収されたカフェインは、主に肝臓の cytochromes P450 1A2（以下、ＣＹＰ１Ａ２）酵素による脱メチル反応と酸化を通じて代謝されていきます。

カフェインの効果やその持続時間は、ＣＹＰ１Ａ２という酵素の代謝能力によって影響を受け、この酵素に影響する物質が存在すると、半減期が変化します。[6] たとえば、選択的セロトニン再取り込み阻害薬（ＳＳＲＩ）であるフルボキサミン（うつ病や強迫性障害の治療薬）は、強力なＣＹＰ１Ａ２阻害薬です。また、フルオロキノロン系抗生物質シプロフロキサシンもまた、ＣＹＰ１Ａ２の阻害薬としてはたらきます。これらの薬剤を服用中の人の場合、通常よりもカフェインの血中濃度が高くなり、効果の持続時間も延長します。

一方、タバコは強力なＣＹＰ１Ａ２誘導物質です。したがって、喫煙者ではカフェイン代謝が早まり、血中濃度が上がりにくく、効果の持続時間も短い傾向があります。逆に、禁煙するとカフェイン血中濃度が上昇し、カフェインが効きすぎるようになります。

これは臨床的に非常に重要な知見です。事実、米国の精神科専門医の試験では、次のような問題がよく出題されています（以下は、過去問を参照して私が創作した問題です）。

Ｘ氏は、強迫性障害のために精神科通院中であり、現在、フルボキサミンによる薬物療法を受けている。昨日、Ｘ氏は、皮膚にできたおできが化膿し、炎症と痛みを伴うようになったため、皮膚科を受診し、抗生物質を服用することになった。診察の際、Ｘ氏は、皮膚科医から喫煙習慣を厳しく叱責され、やむなくその日から禁煙を試みることにした。翌朝、いつものようにモーニングコーヒーを飲んでいると、X氏は、突然、激しい動悸と冷や汗、さらに強い不安感を自覚した。しばらくベッドに横になって様子を見ていたものの、一時間経っても症状が一向に緩和する様子がなく、怖くなって救急車を要請した。

X氏が呈した症状の原因として、最も疑われるものを次より選べ。

A　医師の叱責によるトラウマ反応を呈した。

B　強迫性障害に加えてパニック障害を発症した。

C　おできの原因となっている細菌が血管内に入ったことによる敗血症を発症した。

D　カフェイン中毒を発症した。

答えは「D」です。

もちろん、現時点ではX氏が呈した症状の原因を断定することはできませんが、まずは、禁煙、フルボキサミン内服、抗生物質(明記はされていませんが、シプロフロキサシンであった可能性があります)内服によって、カフェイン代謝が悪化した可能性を疑って、情報収集や検査を進める、というのが効率的な診断手続きといえるでしょう。

カフェインと不眠症

もう少しくわしくカフェインの作用を見ていきましょう。

すでに述べたように、カフェインは消化管での吸収が早く、すみやかに効果を発現しますが、意外に長い時間、体内に残り続けます。[7] カフェインの半減期――摂取した薬物の半分量が体外へ排出されるまでの時間――は、平均して五～七時間です。したがって、たとえば午後七時三〇分頃、夕食後にコーヒーを一杯飲んだとすると、午前一時半をすぎてもまだ半分のカフェインが体内に残っていることになるわけです。

たった半分だと思って甘く見てはいけません。それでもカフェインは強力な中枢神経興奮薬であり、まだ半分は分解されずに体内に貯留しているのです。その状態ではぐっすり眠ることなどできません。大抵の人は、まさか一〇時間前に飲んだ夕食後のコーヒーが不眠の原因とは考えないものですが、実際には、十分にあり得ることなのです。

加えて注意すべきなのは、カフェインが含まれるのはコーヒーや一部のお茶、エナジードリンクに限ったものではない、ということです。[7] ダークチョコレート、アイスクリーム、ダイエット薬や市販の鎮痛薬にも含まれています。寝つきが悪い、眠りが浅いなどに悩む人は、「自分は不眠症なのでは？」と心配になるかもしれませんが、案外、カフェインの影響という可能性もあるのです。ちなみに、カフェインをとり除いた「デカフェ」でも、カフェインをまったく含まないわけではありません。一杯のデカフェ・コーヒーには、通常のコーヒーの一五～三〇パーセントのカフェインが含まれています。

カフェインの代謝速度には個人差があり、他の薬剤から影響を受けることはあるものの、大部分は遺伝的に決定されています。したがって、夕食時にエスプレッソを飲んでも午前〇時にはぐっすり眠ることができる体質の人もいれば、朝一杯のコーヒーやお茶を飲んだだけでも、カフェインの効果が一日中続く体質の人もいるのです。後者のような人の場合、午後にさらにもう一杯飲んだなら、たとえそれが午後の早い時間であっても寝つきに影響する可能性が高いでしょう。それから、年齢もカフェインの代謝速度に影響を与えます。年齢が上がるほど、代謝速度が遅くなり、体内に長くカフェインが残る傾向があります。

その意味では、マイケル・ポーランが著書『意識をゆさぶる植物』のなかで紹介した、睡眠研究者マシュー・ウォーカーの指摘は、あながち冗談として片づけることができないものかもしれません。曰く、「この三五年間に増えたスターバックスの店舗数と睡眠不足を訴える人の増加数をグラフにしてみたら、線の傾きがとてもよく似ていることがわかります[3]」。

私たちが毎朝カフェインを必要とする理由

科学ジャーナリストのマリー・カーペンターは、著書『カフェインの真実[5]』のなかで、精神薬理学者ローランド・グリフィス（一九四六〜二〇二三）へのインタビューにかなりの紙幅を割いています。グリフィスは、ジョンズ・ホプキンス大学医学部の精神医学、神経科学、行動科学の教授であり、シロシビン（マジックマッシュルームに含有される幻覚誘発成分）の医学的有用性を明らかにするなど、現代における最も偉大なサイケデリック研究者のひとりです。

私がこのインタビューを興味深く思うのは、グリフィスのような「ドラッグ博士」から、カフェインという身近な依存性薬物に関して、実に貴重なコメントを引き出しているからです。

グリフィスはこう語っています。

「これまで動物や人で向精神薬の研究を四〇年行なってきたが、カフェインはその中で最も興味深い物質だと思う。明らかに精神活性があるが、それにもかかわらず、世界中の文化で受け入れられているからだ」

一般に薬理学の研究というと、乱用すると様々な問題を起こす稀少な薬物を対象に、その依存性や毒性を調べるのがつねですが、グリフィスは、あえてその反対の薬物――すなわち、最もありふれた、世界で一番広く消費されている向精神薬――として、カフェインに興味を抱き、様々な実験を行ってきたのです。そのような多数の実験のはてに、彼は次の結論に至ります。

「どの文化でもカフェインは乱用薬物とは考えられていないが、実際には乱用薬物の条件をすべて備えている」

グリフィスのいう乱用薬物条件とは、気分を変える効果があること、そして、耐性や、使用中止による離脱症状を生じる性質があることです。

彼は、一般の米国民からコーヒー愛飲家をリクルートし、完全なカフェイン断ちに挑戦してもらう実験を行いました。その結果、カフェイン摂取中止後に頭痛を自覚した人は被験者のなんと半数におよび、さらに、他の臨床的に有意な苦痛や機能障害を訴えた人は一三パーセントにものぼったと報告しています。特にカフェインの一日平均摂取量一〇〇ミリグラム以上の場合、その大半が、突然のカフェイン中止によって不快な症状――つまり、カフェイン離脱です――を経験していました。典型的には摂取中止後一二～二四時間で出現しましたが、一部には、三六時間も経ってから出現した人もいました。そして、通常、離脱症状はまる一日続き、一部では一週間続いた人もいたそうです。

最もよく見られた離脱症状は頭痛でした。そうした頭痛は最初のうちは少しずつ痛みが出て、次第に痛む場所が広がっていく、という性質がありました。ただし、痛みそのものは比較的軽度でした。他には、疲労感、眠気、頭が回らない感じ、身体を動かすのが億劫な感じ、集中力の低下、イライラ、不安、気分の低下といった離脱症状が観察されました。まれには、まるでインフルエンザに罹患したような強い全身倦怠感を訴える人もいました。

グリフィスの主張を端的にまとめるとこうなります――朝起きてすぐのコーヒーを美味しく感じるのは、単にカフェイン離脱の苦痛を緩和してくれるからにすぎない、と。確かに、カフェインの半減期の時間を考えると、慢性的なカフェイン使用者は、毎朝の起床時に離脱症状を経験しているはずです。その意味では、朝のコーヒーや茶を飲まないと一日がはじまらない気がするのは、決して「気持ち」の問題なんかではないわけです。

カフェイン・クラッシュ

夜遅くまで仕事をする際、私たちはしばしばコーヒーの力を借ります。しかし、肝に銘じるべきなのは、それには相応の代償を支払う必要がある、ということです。

どういう代償でしょうか？

カフェインはアデノシン受容体拮抗薬です。このアデノシンという物質は、脳の受容体と結合すると神経系の興奮を抑え、眠気を引き起こす作用を持っています。一日の後半になると、私たちの脳は、アデノシンの濃度が徐々に高まり、眠りに備えて中枢神経系の活動を抑制するしくみを持っています。そして最終的に、脳内にアデノシンが十分に充満すると、頭がぼんやりとしてきて、「ベッドに身を横たえたい」という誘惑に駆られるわけです。このような睡眠に対する内的欲求のことを、睡眠圧と呼びます。

ところが、カフェインは、本来、アデノシンが結合するはずの受容体を占拠し、その仕事を妨害するわけです。そうすると、アデノシンの「頭のスイッチを切れ」という信号は、私たちの脳に届かなくなります。そのおかげで、私たちは眠気を吹き飛ばし、脳を覚醒させるわけですが、だからといって、アデノシンが霧散したわけではありません。それはまだ脳内に存在していて、それどころか、時間経過に伴ってむしろどんどん増えているのです。先にも登場したカリフォルニア大学バークレー校の睡眠研究者マシュー・ウォーカーの主張に従えば、実際にはアデノシンは蓄積しているにもかかわらず、私たちはカフェインに騙されている状態、もしくは、カフェインによってアデノシンの存在を一時的に隠している状態なのです。[7]

そしてあるタイミングで、アデノシンは一気に逆襲を仕掛けてきます。つまり、カフェインがすっかり代謝されて受容体占拠が解除されると、蓄積したアデノシンがいっせいに襲いかかってきます。その際には、コーヒーを飲む直前に感じていた眠気だけではなく、カフェイン効果による覚醒中に増えたアデノシンの眠気までもが合流して、私たちを巨大な睡眠圧で圧倒します。

こういいかえてもよいでしょう。カフェインが受容体を占拠している間、アデノシンは邪魔者がいなくなる機会を虎視眈々とうかがっていて、敵の姿がなくなるや否や逆襲を仕掛け、一気に自分たちの領地を奪還する、と。結果として、私たちは暴力的な眠気に襲われることとなります。

これがカフェイン・クラッシュという現象です。このアデノシンの猛攻に対抗すべく、さらにカフェインを摂取するならば、悪循環が始まります。慢性的な疲労感をカフェインでごまかしつつも、耐性によってすでにその効果は落ちていて、いくらカフェインを摂取してもかつてのような頭がすっきりする感覚は得られない――あたかも借金返済の督促から逃れるためにさらなる借金をする人にも似た、泥仕合へと突入していくわけです。

エナジードリンクをめぐる問題

増加するカフェイン中毒

依存性薬物の問題は科学技術の進歩とともに悪化します。事実、蒸留技術の発明がアルコールによる健康被害を、そして、アヘンからモルヒネの精製に成功したことがオピオイドによる健康被害を悪化させてきました。

カフェインの場合はどうでしょうか？　おそらくコーヒーや茶からカフェイン成分だけを抽

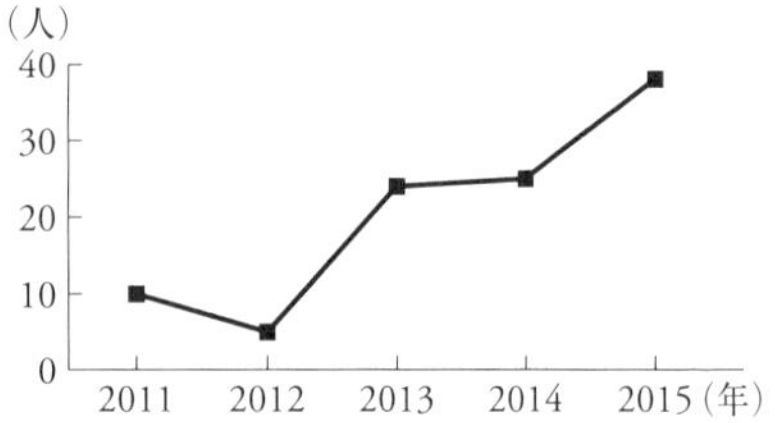

図5-1　全国38救急施設に搬送されたカフェイン中毒患者の推移
(上條吉人「救急医療におけるカフェイン乱用の現状」)[8]

出することがそれにあたる可能性があります。というのも、コーヒーや茶の飲み過ぎは、せいぜい胃潰瘍になるくらいですが、カフェインの効率的摂取を意図して人為的に成分を抽出し、凝縮した薬剤を作った場合、話はまったく別になるからです。

わが国では、近年、カフェイン中毒による救急搬送患者や死亡事例が増加しています[8,9]。いずれの研究でも、救急搬送患者や死亡事例の大半で、カフェイン摂取源は、感冒薬・鎮咳薬・鎮痛薬・カフェイン錠といった市販薬の過量摂取によるものであり、コーヒーやエナジードリンク単独による急性中毒はきわめてまれだそうです。実は、わが国の市販薬の多くには相当量のカフェインが含まれています。カフェインを添加する理由として、製薬企業の公式発表には、カフェインは鎮痛・解熱成分の吸収率を高め、鎮痛効果を増強する、との説明がなされています。しかし、個人的には「本当かな?」と疑っています。むしろ服用を習慣化させ、その市販薬をより長期間愛好してもらうための「隠し味」なのではないでしょうか?

ここで気になるのは、急性カフェイン中毒による救急搬送患者の増加が、二〇一三年を境に生じている、という事実です[8](図5-1)。先に述べたカフェイン含有市販薬は、何十年も前から販売されており、二〇一三年以降、乱用者が増加した理由がわかりません。

一体、二〇一三年に何があったのでしょうか?

ここから先は私の勝手な推測です。

二〇一三年、レッドブル社はわが国のキリンビバレッジと業務提携契約を締結し、全国でエナジードリンクの自動販売機での販売をはじめました。そしてその翌年には、すでに二〇一二年に日本上陸していたモンスタービバレッジ社が、コカ・コーラカンパニーとのパートナーシップのもと、全国のコンビニエンスストアで「モンスターエナジー」の販売を開始しました。いまやコンビニエンスストアの清涼飲料販売棚には、様々なエナジードリンクがずらりと並んでいます。

もちろん、エナジードリンクに含まれているカフェインの量などたかが知れています。おそらくスターバックスのドリップコーヒーよりもカフェインの含有量は少ないでしょう。

問題は、エナジードリンクの場合、カフェイン独特の苦味が強烈な甘味料で打ち消され、子どもでも飲める味となっている、という点です。ブラックコーヒーを好む子どもはめったにいませんが、エナジードリンクを好む子どもはいくらでもいます。現に、中学受験を目指す小学生が通う進学塾、あるいは、少年野球チームの試合のあいまに、保護者が差し入れる飲み物がしばしばエナジードリンクである、という話は、これまでも何度となく仄聞してきました。

日頃からコーヒーや茶を飲む習慣がなく、したがってカフェインへの耐性がまったくない子どもにとって、エナジードリンクに含まれるカフェインの効果は非常に強烈に感じられることでしょう。そして、子ども時代からこうした、気分や意欲に影響する化学物質を摂取し、薬理効果を体感する経験が、その後の人生に与える影響を想像する必要があります。

つまり、一部の生きづらさを抱える子ども――苛酷な環境や過度な期待、プレッシャーに耐えることを余儀なくされている子どもにとっては、カフェインの効果はまさに天啓のように感じられ、使用をエスカレートさせる理由となりえます。それどころか、エナジードリンクに含有されるカフェイン量では飽き足らず、より高用量のカフェインを求めて市販薬へと手を伸ばす……そのような可能性はないでしょうか?

カフェイン中毒による救急搬送患者や死亡者の増加が、二〇一三年以降に顕著となった背景には、そのような事情をつい想像してしまうのです。

思うに、カフェインが持つ苦味は子どもをカフェインの弊害から守る意義があります。ストロング系チューハイと同様、酒は酒らしく辛く、コーヒーはコーヒーらしく苦くあることが、人々を薬物の弊害から守るうえで大切といえるでしょう。

エナジードリンクとアルコールの併用

少なくとも子どもが飲むのでなければ、エナジードリンクを規制すべき積極的理由は見当たりません。しかし、例外はあります。アルコールとの併用です。

米国では大学生を中心に、カフェイン含有のアルコール飲料が人気を集め、大きな社会問題になりました。なかでも悪名高いのは、二〇〇五年から発売された「フォー・ロコ Four Loko」という名の商品です。当時、その飲み物には、一缶およそ七〇〇ミリリットルという大容量のなかにアルコール度数一二パーセント、カフェイン一五〇ミリグラムあまりが含まれていて、フルーツジュースの味付けがなされていました(二〇一〇年一二月以降、同商品からはカフェインが除去されています)。

まさに「米国版ストロング系チューハイ」です。米国のフォー・ロコ愛好家によれば、これを飲むと、夜通しパーティーで騒ぐことができるのだそうです。その興奮作用にちなんで「液体コカイン」、あるいは、「ブラックアウト・イン・ア・カン(一缶で失神)」といった俗称までついています。

実際、二〇一〇年には米国内でフォー・ロコに関連した事件が立て続けに発生しました。大学の新入生歓迎パーティー参加者数十名が急性アルコール中毒で救急搬送され、フォー・ロコ二缶を飲んだ後に自動車を運転した二一歳の女性が、衝突事故を起こして死亡したのです。

メアリー・C・オブライエンらによる、大学生約四〇〇〇人を対象としたアンケート調査では、すでにこうした悲劇が予見されていました。[10]というのも、その調査では、アルコールとエナジードリンクを混ぜて飲む学生は、医療機関での治療を要するようなケガをしたり、レイプの被害者や加害者になったり、飲酒運転の車に同乗したり、といった危険な行動にかかわる可能性が高くなることが明らかにされていたからです。

このことは、わが国にとって対岸の火事とはいえません。事実、ウォッカなどをエナジードリンクで割ったカクテルを提供する居酒屋やカラオケボックスは、決してめずらしくないからです。

カフェインはアルコールによる酔いを覆い隠します。カフェインには決してアルコールの薬理作用に拮抗する作用はないにもかかわらず、アデノシン受容体阻害作用によって疲労感や眠気だけが緩和されてしまいます。そのため、酔いつぶれることなく飲み続け、結果的に大量のアルコールを摂取することとなって、危険な行動におよぶリスクを高めるのでしょう。

このことは基礎的実験でも確認されています。カフェイン含有アルコール飲料を摂取すると、刺激に対する反応時間が、カフェイン非含有アルコール飲料を摂取したときよりも短縮する一方で、エラー率には両群で差がありませんでした。[11] この実験結果は、カフェイン含有アルコール飲料が衝動性を促進し、様々な事故や暴力行為を誘発することの傍証といえるでしょう。

毒にして養生薬

殺虫剤としてのカフェイン

誤解を怖れずにいえば、カフェインは本質的に毒です。考えてもみてください。なぜコーヒーノキ(コーヒー豆を種子として実らせるアカネ科の植物)やチャノキ(茶葉を互生させるツバキ科の常緑樹)といった植物は、カフェインを生成する必要があったのでしょうか? それは、いうまでもなく、天敵から身を守るためです。[3] たとえばコーヒーノキの場合、なんと九〇〇種類の害虫と戦わなければなりません。そして実際、カフェインを摂取した昆虫は死んでしまうのです。[12]

カフェインには除草効果もあります。コーヒーノキやチャノキの苗木が根を下ろし、のちに葉や実を落とすこととなる一帯では、ライバルとなりそうな他の植物は一切発芽できなくなります。

アントニー・ワイルドは、その著書のなかで、NASAの研究チームが行った実験を紹介しています。[12] それは、ニワオニグモという種類の蜘蛛に、カフェイン、アンフェタミン（覚醒剤）、大麻、抱水クロラール（鎮静・睡眠薬）を投与し、それぞれの薬物を投与された蜘蛛がどのような巣を張るのかを観察する、というものです。

その結果は実に興味深いものでした。大麻を与えられた蜘蛛は、蜘蛛の巣における最後の円を閉じなかったものの、その点以外はほぼ完璧な巣を張りました。一方、アンフェタミンを与えられた蜘蛛は、注意力が散漫になったのか、小ぶりで、隙間が目立つものの、なんとか通常と似た形態の巣を張りました。それから、抱水クロラールを与えられた蜘蛛は、薬物の鎮静作用で作業能力が低下し、ごく簡単な巣しか張ることができませんでした。

ところが、カフェインを与えられた蜘蛛は、本来のかたちである自転車の車輪のような形態とは似ても似つかない、不気味な形状の巣を張ったのです。この実験では、カフェインは他のいかなる依存性薬物よりも、蜘蛛の巣作り能力を深刻に阻害することが明らかにされたわけです。

もしも最近になって人類がはじめてカフェインと出会ったならば、規制当局は、「神経毒性のある薬物」として、カフェインを規制対象とした可能性が高いでしょう。

養生薬としてのカフェイン

このあたりで、カフェインの弁護もしておこうと思います。

意外に知られていないものの、少なくとも人間に関しては、カフェイン含有飲料には養生薬としての効能があります。

まず、長生き効果です。[13] 一日にコーヒーを三杯以上飲む人は死亡率が一〇パーセント低い、という報告があります。[13] その研究では、調査対象者を、一日あたりに飲むコーヒーの量で五つのグループ――「ほとんどコーヒーを飲まない」「一日に一杯未満」「毎日一～二杯」「毎日三～四杯」「毎日五杯以上飲む」――に分けました。そして、二〇年におよぶ追跡調査の結果、各グループ別に死亡率を比較すると、「ほとんどコーヒーを飲まない」というグループが最も死亡率が高く、コーヒーを多く飲む人ほど死亡率が低かったのです。

それから、心臓疾患への罹患リスクを減少させます。[14] 英国のバイオバンクに登録された約四五万人分のデータベースを解析し、年齢、性、飲酒量、肥満、糖尿病、高血圧、喫煙習慣などの項目について調整を行った結果、コーヒーを一日一～五杯摂取するグループは、コーヒーの摂取習慣がない対照群と比べて、不整脈への罹患リスクが有意に低下していました。なかでも最もリスクが低かったのは、コーヒーを一日四～五杯摂取するグループでした。他方で、デカフェ摂取群の場合には、不整脈への罹患リスクの低下は見られませんでした。その意味で、この効果はコーヒーに含まれる他の成分ではなく、カフェインによるものと理解できるでしょう。

アルツハイマー病に対する予防効果もあるようです。[15] マウスを用いた動物実験、ならびに人間を対象とした疫学研究の双方において、カフェインのアルツハイマー病予防効果を示唆する知見が得られています。なお、この効果を得るのに必要なカフェイン量は、コーヒー換算で一日三〜五杯だそうです。

そして、カフェインには何と自殺予防効果まであります。[16] コーヒーの摂取量が多い人ほど自殺死亡率が低下し、一日にコーヒーを四杯以上飲む人が自殺の危険性が最も低いそうです。

媚薬としてのカフェイン

今日、カフェインは私たちの日常生活の至るところに忍び込んでいます。すでに述べたように、様々な清涼飲料や菓子類にもカフェインが混じっています。

なぜこんなにも多くの食品にカフェインが使われているのでしょうか?

マイケル・ポーランは著書のなかで、ジェラルディン・ライトが行った興味深い実験結果を紹介しています。[3] ミツバチはただの砂糖水より、カフェイン入りの砂糖水の方を好む、というのです。味がわからないほどわずかな量であっても、カフェインが含まれている方がミツバチの記憶に残りやすく、好まれるようです。

ポーランはこう指摘しています。

「なぜこれが花にとって価値があるか、もうおわかりだろう。送粉者はその花を記憶し、熱心に戻ってくるようになる。あるいは、かの昆虫学者の論文を引き合いに出せば、カフェインを含む花蜜は『送粉者の忠誠度』、つまり定花性を上昇させるのだ。送粉者を低濃度のカフェインで酔わせれば、その送粉者はあなたのことを記憶に刻み、同じ高揚感をあたえてくれないほかの植物よりあなたを選んで、何度も戻ってくる、というわけだ」

要するに、カフェインは一種の媚薬なのです。清涼飲料や菓子類にカフェインを添加するのは、その商品を人々の記憶に残し、何度もくりかえし選んでもらうためです。いささか穿った見方ではありますが、市販薬の多くにカフェインが含まれている理由も、実はそうした企業側の思惑があるのではないか——そんなことまで勘ぐりたくなります。

カフェインは複雑で、不思議な薬物です。殺虫・除草効果を持つ毒であり、同時に養生薬でもあります。そして何より、私たちを惑わす媚薬です。

次章では、そんなカフェインと人類との邂逅にまで遡り、その歴史を辿り直してみようと思います。

文献

1 デイヴィッド・T・コートライト/小川昭子訳『ドラッグは世界をいかに変えたか——依存性物質の社会史』春秋社、二〇〇三

2 トム・スタンデージ/新井崇嗣訳『歴史を変えた6つの飲物——ビール、ワイン、蒸留酒、コーヒー、茶、コーラが語るもうひとつの世界史』楽工社、二〇一七

3 マイケル・ポーラン/宮﨑真紀訳『意識をゆさぶる植物——アヘン・カフェイン・メスカリンの可能性』亜紀書房、二〇二三

4　岩切正介『男たちの仕事場――近代ロンドンのコーヒーハウス』法政大学出版局、二〇〇九
5　マリー・カーペンター／黒沢令子訳『カフェインの真実――賢く利用するために知っておくべきこと』白揚社、二〇一六
6　ペトロス・ルヴォーニス、アビゲイル・J・ヘロン／松本俊彦訳『アディクション・ケースブック――「物質関連障害および嗜癖性障害群」症例集』星和書店、二〇一五
7　マシュー・ウォーカー／桜田直美訳『睡眠こそ最強の解決策である』SBクリエイティブ、二〇一八
8　上條吉人「救急医療におけるカフェイン乱用の現状」『精神科治療学』三二(一一)、二〇一七
9　Suzuki, H., Tanifuji, T., Abe, N., *et al.*, "Characteristics of caffeine intoxication-related death in Tokyo, Japan, between 2008 and 2013," *Japanese Journal of Alcohol Studies & Drug Dependence*, 49(5), 2014
10　O'Brien, M. C., McCoy, T. P., Rhodes, S. D., *et al.*, "Caffeinated cocktails: Energy drink consumption, high-risk drinking, and alcohol-related consequences among college students," *Academic Emergency Medicine*, 15(5), 2008
11　Howland, J., Rohsenow, D. J., "Risks of energy drinks mixed with alcohol," *JAMA*, 309(3), 2013
12　アントニー・ワイルド／三角和代訳『コーヒーの真実――世界中を虜にした嗜好品の歴史と現在』白揚社、二〇一一
13　Nehlig, A., "Effects of coffee/caffeine on brain health and disease: What should I tell my patients?" *Practical Neurology*, 16(2), 2016
14　Susy, K., "Long-term outcomes from the UK Biobank on the impact of coffee on cardiovascular disease, arrhythmias, and mortality: Does the future hold coffee prescriptions?" *Global Cardiology Science and Practice*, 13, 2023
15　Arendash, G. W., Cao, C., "Caffeine and coffee as therapeutics against Alzheimer's disease," *Journal of Alzheimer's Disease*, 20 (Supplemental issue 1), 2010
16　Lucas, M., O'Reilly, E. J., Pan, A., *et al.*, "Coffee, caffeine, and risk of completed suicide: Results from three prospective cohorts of American adults," *The World Journal of Biological Psychiatry*, 15(5), 2014

第6章　カフェイン(2)　人類とカフェインの歴史

ヨーロッパに「近代」をもたらした薬物

歴史学者川北稔の著書『砂糖の世界史』[1]の第五章扉には、一七世紀に描かれた一枚の絵が挿入されています。その絵には、コーヒーカップを手にしたアラビア人、茶のカップを手にした中国人、そして、チョコレートのカップを手にしたアステカ人という三人の姿が描かれています(図6-1)。当時ヨーロッパで広まった三種類の飲み物を、それぞれの産地の人間として象徴的に表現しているのでしょう。

この三つの飲み物には二つの共通点があります。一つは、いずれもカフェインという精神作用物質を含有していること、そしてもう一つは、砂糖との相性が非常によく、それゆえにヨーロッパで人気を博することができた、ということです。

近代以降のヨーロッパ社会は、ヨーロッパ以外の地域から伝来した、これらのカフェイン含有飲料を抜きに語ることはできません。コーヒーはエチオピアが原産であり、アラビア半島で宗教的儀式や医薬品として用いられた後、一部はエジプトを介して地中海経由で、しかし主にはトルコを介した陸路で、一七世紀にヨーロッパに伝来しました。一方、茶は中国雲南省付近が原産地とされ、漢代以降、揚子江流域や江南に広まり、唐代には中国全域に日常の習慣として定着しました。[2] ヨーロッパへの伝来は、一六世紀後半にオランダ人が輸入したのが始まりとされています。それから、チョコレートの原材料カカオ豆は中南米が原産であり、スペインを通してヨーロッパに広がっていきました。

ある精神作用物質との遭遇が、種族や民族、あるいは社会のありようを一気に変化させることがあります。たとえば、第4章で触れた、アルコールとの遭遇が人類を定住生活に向かわせたように。私は、カフェインもまたヨーロッパに「近代」をもたらしたと考えています。

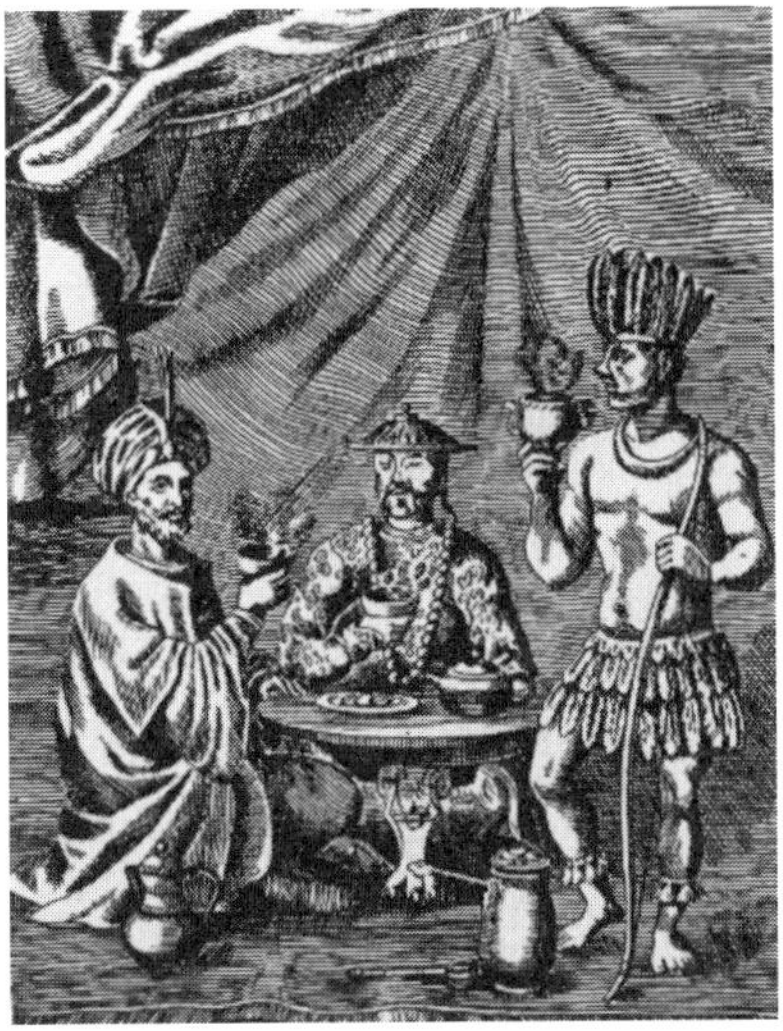
図 6-1　コーヒー・茶・チョコレートそれぞれの産地を示す三人

本章では、人類とカフェインの歴史について、最もカフェイン含有量が多い飲み物、コーヒーを中心に考えてみましょう。

カフェインの起源と人類との出会い

コーヒーノキの誕生と霊長類進化の分岐点

コーヒーノキの故郷アフリカ大陸は、人類誕生の地でもあります。

遺伝子学・微生物学研究者の旦部幸博によれば、ゴリラやチンパンジーと私たち人類との共通の祖先が、進化の系統樹上でオランウータンと分岐した時期は、まさにコーヒーノキ属が地球上に出現した時期──一四〇〇万年前頃──と一致するそうです。

その後、約七〇〇万年前の中央アフリカで猿人が分岐し、さらにその仲間から約二〇〇万年前のタンザニアで「ヒト属（ホモ属）」、すなわち、現生人類の共通祖先が生まれました。[3]

エチオピアにおける「脳の爆発」

カフェインは、ヒトの進化に影響を与えた可能性があります。

人類学における謎の一つに、五〇万年前に起こったとされる「脳の爆発」があります。この頃、ヒトの脳は大脳を中心に容積が三〇パーセント増大したことがわかっています。いうまでもなく、大脳は思考や洞察を司る、脳の最上位機能部位です。

この「脳の爆発」は、言語発達による影響ではないかと考えられています。[4] 確かに言語を用いるには多くの思考が必要であり、それに伴って脳も大型化する必要があります。その結果、以前には思考することのなかった抽象的な概念——たとえば、歴史学者ユヴァル・ノア・ハラリのいう「虚構」[5]——を想像し、それを仲間と共有したり、あるいは、環境を自分たちの生活にあわせて改変したりすることが可能となったのでしょう。

アントニー・ワイルドは、私たちの祖先がアフリカ大陸中部からヨーロッパへと北上する際、エチオピア付近を通過したことに注目し、その高原の森林に増殖していた野生のコーヒーが「脳の爆発」を促進した可能性を想定しています。[4] つまり、創世記で語られる「禁断の果実」——人類に自意識を芽生えさせた知恵の実——とは、コーヒーの実のことではないか、というわけです。

もちろん、真偽は不明です。さすがにカフェインの直接的な影響で脳が大きくなるなんてことはないでしょうが、その薬理作用によって思考や議論が活発化した結果、二次的に人類の脳容積が増大した、といった間接的な影響ならば、確かにあり得なくもない話です。

いずれにしても、人類の創生期よりエチオピア高原にコーヒーノキが野生し、それを早くから活用していた種族がいたのは確かです。事実、エチオピアのオロモ族は、すでに五〇〇〇年以上も前から、戦争に赴く際にはコーヒーを用いた保存食を携行していたといわれています。それは、煎って潰したコーヒー豆を動物の脂(バター)と混ぜて大きな団子に丸めたもので、カフェインの興奮作用とバターの高いカロリーを備えた、いわば「エナジーボール」ともいうべきものでした。[3]

山羊飼いカルディの伝説

以上の話は、いずれも遺跡からの発掘品にもとづく断片的な推測にすぎません。伝説や民間伝承を含め、人類とコーヒーとのかかわりの歴史がはじまるのは、それよりもはるかに後、紀元九世紀頃からとなります。

有名なのはカルディの伝説です。その伝説を、ウィリアム・H・ユーカーズが一九二二年に刊行した著書『ALL ABOUT COFFEE』[6]を中心にご紹介しましょう。

九世紀半ば、カルディという名前のエチオピアに住む山羊飼いは、あるとき、夜になっても山羊が眠らずに興奮して跳ねまわる光景を見て、不思議に思いました。それで、山羊たちの行動を仔細に観察したところ、草と一緒に赤い実を食べているのがわかったのです。

カルディが修道院長にコーヒーの実を紹介したところ、最初のうち、修道院長は、それを邪悪なものとして警戒しました。[4]しかし、コーヒーの実の煮出し汁を飲むと頭がすっきりし、修道僧たちが夜通し礼拝を続けられることを知るや、態度を一変させ、以後、夜の礼拝において積極的にこれを飲むよう推奨するようになったそうです。

生理的欲求に抗う飲み物

記録に残っているかぎりでは、エチオピア原産のコーヒーは、いつしか紅海を挟んで向かいの国イエメンに渡り、一五世紀にはイスラム教神秘主義者の一派スーフィー教団の僧侶たちによって有用性を見いだされていたようです。[4] コーヒーの効果は、食欲や睡眠欲といった生理的欲求に抗う不自然なものでしたが、そこがまさに彼らの価値観に合致していました。

スーフィー教団は禁欲的で厳しい修行を行うことで知られており、特に、夜を徹して一心不乱に祈禱句を読み上げる儀式を重視していました。そして、その儀式の際に、眠気覚ましとしてコーヒーが飲まれるようになったのです。

スーフィー教団の習慣は、一五世紀にはアラビア半島全域で広まり、主に医薬品として用いられました。その後、一六世紀にはカイロやメッカ、イスタンブールで嗜好品として人気を博した後、一七世紀になってようやくヨーロッパに伝来します。

興味深いのは、ヨーロッパにおいて最初にコーヒーを歓迎した人々もまた、スーフィー教団と同様、「何かを一心不乱に追求する人たち」であったことです。実際、一六五〇年、英国で最初にコーヒーハウスがオープンした場所は、大学街オックスフォードでした。

当初、このコーヒーハウスは物議を醸しました。コーヒーがオックスフォードの学生のあいだで人気を集めると、大学上層部はその取り締まりを試みたのです。理由は、「コーヒーハウスは怠け癖を助長し、研究の妨げになる」との懸念からです。[7]

しかし、それは杞憂どころか、完全な見当違いというべきでした。というのも、コーヒーハウスには、科学——当時は「自然哲学」と呼ばれていました——に関心のある人々が集まり、学術的討論の場として人気を博したからです。つまり、コーヒーは知的活動を妨げるどころか、むしろこれを促進したのです。

実際、コーヒーハウスは「ペニー大学」とも呼ばれ、コーヒー一杯分の代金である一ペニー少々を払えば、誰でも店に入って議論に参加できました。トム・スタンデージは、当時の次のような詩の一節を紹介しています。「こんなに素晴らしい大学はどこにもないと思う。一ペニー払うだけで、だれでも学者になれるのだから」[7]。

こうしたコーヒーハウスの科学愛好家グループのメンバーには、かのアイザック・ニュートンやロバート・フックもいて、後に英国の科学者集団「王立学会」へと発展していきました。

第二の脳の爆発

カフェイン伝来後、コーヒーハウスを震源地としてヨーロッパ「近代」は加速し、社会はあたかも「第二の脳の爆発」ともいうべき変化を遂げていきます。ワイルド[4]のいう「脳の爆発」が、人類の脳容積拡大というハード面の進化であったとすれば、一七世紀以降のヨーロッパで生じた「第二の脳の爆発」は、思想的大転換というソフト面の進化でした。

具体的に見ていきましょう。

英国では、オックスフォードでのコーヒーハウス開店から二年後、アルメニア人(ギリシア人説もあり)パスクァ・ロゼがロンドンのシティでコーヒーハウス「ロゼの店」をオープンしました。すると、またたく間に人気の店となり、異例の賑わいを見せました。

注目すべきなのは、こうしたコーヒーハウスが提供していたのは、単にコーヒーだけではなかった、ということです。それは、その後、続々開店したコーヒーハウスの宣伝ビラに記された、コーヒーハウス利用規則からも一目瞭然でした。曰く、身分にかかわらず誰でも歓迎、他人を口汚い言葉で罵ったりしない、賭博は禁止、大声での議論を慎み、静かに語り合うべし[8]……。

つまり、店は客に対して紳士的なマナーを求め、禁欲的な男たちが心地よく過ごせる居場所作りを目指し、居酒屋とは異なる新しい価値観、新しい社交のあり方を提案したわけです。これが大当たりしました。コーヒーハウスは街に欠かせない存在となり、ロンドンには相次いで多数のコーヒーハウスが開店していったのです。

当時、英国は激動の時代でした。一六四〇年のピューリタン革命からはじまったクロムウェルの独裁、その後の王政復古、さらには一六八八年の名誉革命による議会政治の確立と、国内では大きな政治的事件が立て続いていました。当然ながら、ウエストミンスター議会場近くのコーヒーハウスには人々が集まって政治談義を活発に行い、そうした議論から当時の二大政党、トーリーとホイッグが生まれています[8]。

また、王立取引所のあるシティにオープンしたコーヒーハウスでは、店内で船舶の競売が行われたり、スペインから輸入されたタバコが販売されたりと、経済取引の場を兼ねるようになりました。なかでも歴史に名を残しているのは、一六八八年頃にオープンした「ロイズ・コーヒーハウス」です。この店の主要な客層は、商人、あるいは、貿易船の船長や船主といった人たちでした。次第に店内では海運情報が飛び交うようになり、そうした議論はやがてロイズ海上保険組合の誕生へと結実しました。証券や株の売買も行われていました[8]。

要するに、英国の民主主義と資本主義は、コーヒーハウスで育まれたのです。

一方、フランスでは、英国から遅れること約二〇年、一六七二年にパリで最初のコーヒーハウス(=カフェ)がオープンしています。フランスにおいても顧客の中心は知識人でしたが、その属性は英国とは少し異なり、店がはたす機能も違っていました。端的にいえば、ロンドンのコーヒーハウスが民主主義と資本主義の中心地であったのに対し、パリのコーヒーハウスは革命と扇動の震源地となったのです。

革命期、ルーブル宮殿の北にあるパレ・ロワイヤル広場周辺にはカフェが建ち並び、思想家やジャーナリストたちがコーヒーを飲みながら政治を議論していました。なかでもカフェ・プロコープは、フランス革命決起の密談場所として有名です。そこに集まった人々は、漆黒の飲み物の奥をじっと覗き込みながら意識を研ぎ澄まし、決起のときをうかがっていたことになります。

そして、ついに一七八九年七月一二日がやってきます。カフェ・ド・フォアの常連客カミーユ・デムーランは、改革派の財務長官ジャック・ネッケル解任の報に接するや、パレ・ロワイヤル広場に飛び出し、有名な「武器を取れ!」という演説を行ったのです。これに呼応した民衆の暴動はパリ全市に拡大し、七月一四日には革命の幕開けとなるバスティーユ監獄の襲撃へと至ります。

その後も、マラーやダントン、ロベスピエールら、王政打倒を叫ぶ「ジャコバン派」の急進改革派たちも、パレ・ロワイヤルのコーヒーハウスで密議を重ねたといわれています。

パリのカフェは啓蒙思想の発信地でもありました。たとえば、カフェ・ド・パルナスとカフェ・プロコープの常連客には、ルソー、ディドロ、ダランベール、ヴォルテールといった錚々《そうそう》たる面々がそろっていました。これに芸術家たちも加わり、それ以降、現代まで続くパリならではの「カフェ文化」が花開くことになります[9]。

なぜコーヒーはかくも激しくヨーロッパを変えたのか

コーヒーによる社会の変化は、イスラムにおいてよりもヨーロッパにおいて顕著でした。もちろん、イスラム社会でも多くのコーヒーハウスが開かれ、社交の場として人気を集めましたが、社会を大きく変えるほどの影響という点では、ヨーロッパにはおよびませんでした。

なぜでしょうか?

思うに、ヨーロッパの人々はそれまであまりにも酒浸りすぎでした。教義上、飲酒習慣のなかったイスラムの人々に比べると、アルコールで日がな一日朦朧としていたヨーロッパ人の脳には、カフェインという中枢神経興奮薬が持つ、アルコールとはまるきり正反対の薬理作用はあまりにも顕著かつ強烈に感じられたにちがいありません。

事実、コーヒーや茶などの非アルコール飲料がヨーロッパに入る以前、一七世紀の平均的な家庭では、老若男女はもちろん幼児も含めて、一人平均一日に三リットルのビールを消費していたといわれています[10]。もちろん、これはあくまでも消費量であって、単に飲むだけではなく、スープや漬物を作るのに用いた分も含まれています。この頃、ビールやワインは、水よりも清潔な飲用水として生活必需品であり(一方、蒸留酒は「酔う」ためのドラッグでした)、階級に関係なく、朝からビールやワインを飲むのがあたりまえでした。

だからこそ、ヨーロッパの人々はしらふであることのありがたみを痛感していたはずです。なにしろ、当時は「謹厳なる(ソーバー：「しらふ」の意もあり)ピューリタン」の時世です。コーヒーは、煮沸され、抗菌作用を持つカフェインも含まれる、きわめて清潔な飲料です。しかも、酩酊しないばかりか、しらふ以上に意識を透徹させてくれるわけです。熱烈に歓迎されて当然でしょう。

コーヒーはまた、人間の時間感覚に影響を与えた可能性もあります。マイケル・ポーランは、カフェインがヨーロッパの人々の時間感覚を変化させたと指摘しています。[11] というのも、コーヒーの伝来・普及と期を同じくして、時計の分針が誕生したからです。

近代以前の人々、特に屋外で肉体労働をする人々にとっては、時計の針より太陽の傾きのほうが大事でした。少なくとも、それまでの時計に分針がなかったのは、そこまで細かく時間を分割する必要がなかったからです。しかし、知的労働者は違います。おそらくカフェインは人間一人が一日にこなす仕事量、いや、一時間にこなす仕事量を大きく増大させたことでしょう。

カフェインに対する社会の反応

イスラム社会におけるカフェイン弾圧

ここまで、カフェインを含有するコーヒーがいかに人々から熱狂的に迎えられ、社会に肯定的な変化をもたらしたのかを述べてきました。しかし、あらゆる新奇な舶来薬物の例に漏れず、コーヒーもまた批判や非難に曝され、販売者や使用者が逮捕・弾圧されています。

コーヒーがイスラム社会に広まった際、最初に問題となったのはイスラム教の教義との整合性でした。宗教家のあいだでは、コーヒーの覚醒的陶酔効果はイスラム教が禁じる「酔い」という点でアルコールと同種のものではないかといった、今日の薬理学的知見からすれば明らかに見当外れの批判があったのです。

まもなくこの議論は決着がつきましたが、今度は、医師たちがコーヒーの害に関して警鐘を鳴らしました。コーヒーが引き起こす不眠や食欲減退、利尿作用を「健康被害」と捉え、その危険性を唱え出したのです。しかし、こうした健康被害に関する真偽不明の噂は、コーヒー愛好家が増えるにつれて雲散霧消していきました。

最後まで反対していたのは、為政者や官吏でした。彼らは、コーヒーハウスという場に不安を感じていました。というのも、コーヒーハウスにおいて、人々はあまりにも自由闊達かつ饒舌に会話に興じていたため、そこから何らかの体制批判的意見が生起するのを怖れたのです[12]。

イスラム社会における最初の大きな弾圧は、一五一一年、メッカにおいて行われました。マムルーク朝トルコの官吏が販売者からコーヒーを押収し、コーヒー豆をすべて焼却するとともに、販売者を鞭打ちの刑に処しました。ところが、なんとその数カ月後には、上級当局がその裁定を覆し、コーヒーの飲用・販売を許容したのです。[9] こうした朝令暮改的な対応は、王朝がオスマン朝に代わった後もくりかえされました。

まず、一五一七年にオスマン皇帝セリム一世はコーヒーを解禁し、コーヒーの健康被害を根拠に禁止を指示した医師二名を腰斬処刑しました。しかし一五二六年には皇帝スレイマン一世が再びコーヒーを禁止し、一五三五年には当局の軍隊によってコーヒーハウスを襲撃させ、一五三九年にはコーヒーハウスに集まっていた客を片っ端から逮捕しています。その結果、地下コーヒーハウスが乱立する事態が引き起こされました。これに対して一五四四年に再度のコーヒー禁止令を通知しましたが、翌日にはそれを撤回しています。[4]

さらに皇帝ムラト四世は、一六三三年に新たなコーヒー禁止令を出し、一回でもコーヒーを販売したり飲んだりしているところを見つかれば、逮捕即死刑としました。その後、一六五六年の改訂禁止令では、一回目は杖で叩かれるだけに緩和されたものの、二回目の逮捕では、違反者を革袋に入れてボスポラス海峡に放り込む、という残酷な処刑方法が採用されていました。

しかし、こうした厳罰政策は人々にコーヒーを諦めさせる実効的な力はありませんでした。最終的にはオスマン朝はコーヒーを人々の嗜好品として許容せざるを得なくなり、むしろコーヒーを税収源とすることで解決を図ったのでした。

ヨーロッパにおいてもコーヒーに反対したのは、やはり聖職者、医師、為政者といった体制側・保守層の人々でした。

コーヒーに疑念を抱く司祭たちは、コーヒーをサタンが作り出した飲み物であると決めつけました。彼らは、「サタンはその信奉者であるイスラム教徒にワインの飲用を禁じたので、代用としてコーヒーというおぞましい飲み物を与えた。キリスト教徒にとってコーヒーを飲むという行為は、魂を乗っ取ろうとするサタンの罠に自ら陥ることである」と主張し、ローマ教皇クレメンス八世に対して、キリスト教徒のコーヒー飲用を禁じるように求めたのです[6]。

しかし、この論争はあっさり決着がついてしまいました。クレメンス八世は、ヴェネツィア商人が検品用に持参したコーヒーを味見するや、すぐさまその味と香りにすっかり魅了されてしまったからです。彼は、コーヒーをイスラム教徒だけに独占させるわけにはいかないと、キリスト教徒がコーヒーを飲むことを認めたのでした[6]。

一方、医師たちは、当時、健康飲料として売り出されたコーヒーの効果に疑念を抱き、しぶとくその有害性を主張しました。おそらく医師たちは、自分たちの処方薬がコーヒーに取って代わられる不安を感じたのでしょう。コーヒーをめぐる医学的論議は熱気を帯びて、一般の人々をも巻き込んだ大論争となり、コーヒーの是非をめぐる様々なパンフレットが刊行されました。

そうしたパンフレットのなかで有名なのは、一六七四年に英国で発行された、著者匿名の「コーヒー禁止を求める女性たちの請願書」です。この冊子は、コーヒーが男性の生殖機能を低下させると主張し、かなりあけすけな表現で、日がな一日コーヒーハウスに入り浸る男たちを非難しています。

「男たちのズボンがこれほど緩くなったことも、男たちの情熱がこれほど減ったことも、いまだかつてありません……コーヒーのせいで、男たちが出す液体といえば鼻水だけ、固くなるのは関節だけ、立つのは耳だけです」[4]

いうまでもないことですが、コーヒーが男性の生殖機能を害する、という医学的事実はありません。

さて、英国の為政者がコーヒーを警戒したのは、コーヒーの薬理作用ではなく、やはりコーヒーハウスという場に不信感を抱いたからでした。理由はオスマン朝トルコの場合と同じでした。ロンドンのコーヒーハウスでの会話は政治がテーマになることが多く、とくに一六六〇年の王政復古以降、忌憚のない議論のなかで、人々が政府への怒りを爆発させていたからです。

そこで、国王チャールズ二世はコーヒーハウスでひそかに陰謀が企まれるのを心配し、一六七五年、コーヒーハウスの閉鎖に乗りだしました。しかし、チャールズ二世の対コーヒー戦争はわずか一一日で断念せざるを得ませんでした。もはや王権をもってしても、コーヒー人気を抑えることはできなくなっていたのです。すでにコーヒーハウスは英国人の日常生活にすっかり定着し、名のあるロンドン市民の多くはカフェイン抜きでは暮らせなくなっていたからです。このため、人々ははなから国王の命令を無視し、平然とコーヒーを飲み続けたそうです。

チャールズ二世は、自分の権威をわざわざ試して情けない現実を突きつけられるのを恐れ、おとなしく引きさがる決断をしました。そして、「王族にふさわしい考慮をし、情けをかけるべきと判断して」などと弁解がましい理屈をつけて、「禁止宣言撤回」を布告したのでした。[11]

カフェイン依存のヨーロッパ

様々な批判や弾圧にもかかわらず、ヨーロッパ人の多くは、もはやコーヒーなしの生活など考えられなくなっていました。カフェイン依存はヨーロッパ全域を覆い尽くしていたのです。

こうした、年々増大するコーヒー需要に応えることができた国は、当時の貿易大国オランダだけでした。それまで、ヨーロッパで消費されるコーヒーは、すべてイエメンの海岸都市モカの港から海路経由で供給される輸入品であり、コーヒー人気に調子づいたアラビア商人がやたらに価格をつり上げたため、その価格は年々高騰していました。ところが、一七世紀末、オランダはみずからの植民地ジャワ、セイロンにおいてコーヒーノキの移植を成功させ、大量生産とコストダウンを実現したのです。[3] そして一八世紀以降、ヨーロッパで消費されるコーヒーの多くがアムステルダムから供給されるようになりました。

しかし逆にいえば、このことは、オランダ以外の国にとってコーヒーが完全な輸入品となったことを意味します。実際、ドイツでは、人々が自国産のビールではなく、輸入品のコーヒーばかり飲むようになった結果、貿易赤字が深刻化し、財政逼迫を招いていました。[3] やがて、プロイセン国王フリードリッヒ二世が、「ドイツ人はビールで育ったはずだ。コーヒーではなく、ビールを飲め」といった、逆ギレのような布告をする事態にも発展しました。[6]

このような情勢のなかで、ナポレオンのある決断が、ヨーロッパの人々に自身のカフェイン依存の事実を突きつけることとなります。

ナポレオンは、一七九九年の軍事クーデターで実権を掌握すると、革命に乗じて侵略をしかけてきた周辺国に対して反攻に転じ、逆に、ヨーロッパ大陸部全体をその勢力下におさめていきました。残るはドーバー海峡を挟んで対峙する英国だけです。

そこで彼は、一八〇六年、ヨーロッパ大陸と英国の間を封鎖することで、英国の物資の輸出入を止める大陸封鎖令を発令します。これは、「世界の工場」と呼ばれていた英国を経済的に圧迫する目的によるものでした。しかし、大陸封鎖は、当時ヨーロッパ最大の貿易港アムステルダムに届いた輸入品を、ヨーロッパ大陸の人たちが享受できなくなることを意味します。その結果、ヨーロッパでは、植民地からの輸入品である砂糖とコーヒーが著しく不足する事態に直面しました。

当然ながら、人々の不満が高まりました。こうした不満を鎮めるべく、ナポレオンは、輸入に頼らずにヨーロッパ独自の資源から砂糖やコーヒーを作り出す方策を求めて、科学研究を奨励しました。まもなく砂糖については、ヨーロッパ産のテンサイ(サトウダイコン)から作り出せるようになり、ただちに実用化されましたが、コーヒーはなかなか代替品が見つかりません。

結局、大陸封鎖はヨーロッパ大陸全土に深刻なコーヒー不足をもたらし、フランスやドイツでも、人々はチコリや大麦から作った代用コーヒーに甘んじるほかなくなったのです。人々が満足できなかったのはいうまでもありません。というのも、コーヒーの覚醒作用の本体であるカフェインは、ヨーロッパに自生する植物には含まれておらず、そもそも代用不能だったからです。

旦部によれば、哲学者カール・マルクスはそうした当時の状況について、「大陸封鎖による砂糖とコーヒーの不足が、ドイツの人々をナポレオン打倒に駆り立てた」と書いているそうです。[3]

コーヒーから茶へと切り替えた英国

ところで、ヨーロッパでいち早くコーヒー文化が花開いた英国ですが、一八世紀以降、そのコーヒー文化が急速に衰退し、かつてロンドン市内において軒を争っていたコーヒーハウスは次々に店じまいしていきました。その背景には、オランダとの貿易抗争における敗北が影響していました。オランダとは異なり、英国はコーヒーを産出できる植民地を所有していなかったため、英国内におけるコーヒーの供給が不安定となり、価格も高騰していたのです。[3]

しかしその一方で、英国東インド会社は中国との茶の交易を独占し、英国内の人々に茶を安価かつ大量に供給できるようになりました。その結果、人々のカフェイン摂取源はコーヒーから紅茶へと変化していくとともに、カフェインの大衆化が起こり、かつては知的労働者に限られていたカフェインの恩恵を、工場労働者も浴することができるようになったのです。

茶の利点は、家庭でも簡単に淹れられることでした。当時の英国では、工場労働者は苛酷な都市生活を強いられていました。乏しい収入と狭い住居に暮らす彼らは、調理用燃料を購入する財力がなく、また、複雑な調理をするスペースも持ち合わせていませんでした。当然、パンを焼くこともできませんし、そもそも、労働者は時間に追われ、朝食を準備する余裕がありません。そんな彼らにとって、砂糖(カロリー源)を入れた茶(カフェイン)は実に便利な朝食だったのです。

工場を経営する資本家にとっても、茶は労務管理上のメリットがありました。かつての労働者は、水分補給源として朝からビールを飲み、休憩時間にもビールを飲み、さらに週末にはジンを痛飲して、月曜日は二日酔いで欠勤――「セント・マンデー(聖月曜日)」と自虐的に表現されていました――といった行動パターンが常態化していました。ところが、紅茶の普及により欠勤や工場での事故が減少したのです。これは、勤勉をよしとする産業革命以降の価値観に合致していました。こうして、機械は水蒸気を、人間は茶を動力源として英国の工場を支えることとなります。

コーヒー文化から茶文化への移行は、英国において独自の嗜好品文化を花開かせました。コーヒーハウスはティーガーデンへと置き換わり、コーヒーハウスから閉め出された女性たちを新たな顧客として吸収しました。また、多くの労働者が働く工場においても、昼食と夕食のあいだを埋める「ティーブレイク」の習慣が生まれ、これはやがて「アフターヌーン・ティー」と呼ばれるようになります。そしてこの時期、一日四食という英国人の食習慣が確立したのです。

なお、この時代、英国内におけるアルコール消費量は著明に減少したばかりか、赤痢など水を媒介する伝染病も激減しています。トム・スタンデージによれば、これは、抗菌効果を持つ茶が広く普及したことによる可能性があり、さらに、母が茶を飲むことで抗菌性のフェノール成分が母乳中に移行し、乳幼児死亡率も低下したということです。[7]

米国の選択

一方、米国はコーヒー文化を突き進みました。その最大の契機となったのは、何といってもあの「ボストン茶会事件」(一七七三年)です。当時、英国の植民地であった米国の人々は、かねてより本国からの重い徴税に強い不満を抱いていました。そのような折に、東インド会社に茶の専売権を与える茶法が制定されたのです。これは、植民地人が茶の売買をすることを規制するものでした。ここで米国市民の怒りは一気に爆発し、ボストン港で東インド会社の茶を海に投げ捨てる、という事件が勃発します。続いて、茶の不買運動が起こり、ついには独立運動へと発展します。

こうした経緯もあり、米国は建国時より「コーヒーこそ国民飲料」という態度を貫いてきました。実際、一七七六年七月四日に、植民地一三州代表議会に採択された独立宣言を人々に向けて読み上げた場所も、ボストンのコーヒーハウスでした。[6]

以後、米国内のコーヒー消費量は着実に増加していきます。これには米国の港が、カリブ海地域産コーヒーの中継地として機能したこと、さらには、禁酒法施行によってコーヒー需要が増加したことも影響しています。その結果、一九三〇年代末には、コーヒーは家庭で毎日飲むもの、それも朝食や昼食の食中飲料として定着しました。五〇年代初頭には、工場においても、米国内のほとんどの企業が、勤務中のコーヒーブレイク時間を採用するようになりました。[13]

しかし、一九五〇年代後半になると、米国内のコーヒー人気には翳りが見られるようになります。コカ・コーラなどのカフェイン入り清涼飲料が台頭してきたためです。コーヒーの巻き返しは、一九七〇年代におけるシアトル系コーヒー（スターバックスなど）による「セカンド・ウェーブ」の勃興を待つ必要がありました。[14]

カフェインが引き起こした悲劇

カフェインと戦争

カフェインの覚醒・意欲増進作用は、知的活動を促し、議論を活発化させるだけにはとどまりません。運動機能を高め、さらには、人を好戦的にさせる効果もあります。

実際、カフェインは戦争で活用されました。最も顕著な例は、米国の南北戦争（一八六〇～六五年）です。ご承知のように、この戦争は北軍の勝利で終わっていますが、北軍勝利にはカフェインが大いに貢献した、といわれています。歴史学者ジョナサン・モリスによれば、南北戦争時、北軍は大量のコーヒーを確保するとともに、南部沿岸を封鎖することで、南軍側の州にコーヒーが運ばれないようにしたそうです。[14] そして、北軍の将軍たちは、戦闘前には必ず部下の兵士たちにたっぷりコーヒーを飲ませました。前線の兵士にコーヒーを給仕してまわると、指揮官の目には「新しい連隊を戦闘に投入したかのごとく」[15]士気が上がって見えたそうです。

それ以降、戦争のたびにコーヒーの需要は高まりました。米国におけるコーヒー消費量が最大となったのは第二次世界大戦中です。当時、米国民一人あたりの年間コーヒー消費量は一七四リットルに達したといわれ、兵士は一般国民に比べて一・五〜二倍の量のコーヒーを飲んでいました[14]。

ちなみに、こうした、中枢神経興奮薬による戦闘力強化は、その後いっそう過激化していきます。その最たるものが覚醒剤の使用です。第二次世界大戦中、日本やドイツが軍需品として覚醒剤を用いていたことはあまりにも有名です。当時、特攻隊員が出撃前にヒロポン（メタンフェタミン）を投与されたことはよく知られていますが、軍需工場で、戦地に送るための覚醒剤入りチョコレートの包装作業をした、という勤労奉仕女学生の証言も伝えられています。ナチスドイツでも覚醒剤の軍用使用は常態化しており[15]、そもそも、ヒトラーからして覚醒剤のヘビーユーザーでした[16]。近年では、湾岸戦争の際にも米軍兵が覚醒剤を使用しています[15]。

カフェイン争奪が戦争勃発の原因となったこともありました。一九世紀後半、ドイツはようやく世界列強の仲間入りをはたしましたが、ヨーロッパ諸国のなかで、ドイツだけが植民地のない「もたざる国」でした。当然、コーヒーはもっぱら他国からの輸入に依存し、国際情勢に左右されて入手困難な状況に陥っていました。それにもかかわらず、すでにドイツの人々はもはやコーヒーなしでは生活できない身体になっていたのです。前出のマルクスの言葉ではないですが、普仏戦争は、「代用コーヒー」を卒業したい、というドイツ人の思いに突き動かされたものといわれています。[17]

それから、コーヒーの話ではありませんが、他にも国民のカフェイン渇望が戦争の遠因となった例があります。アヘン戦争です。英国内での茶の需要の異様な高まり、そして、それに伴って増大し続ける対中国貿易赤字が英国の暴挙を促しました。つまり、嫌がる中国に対して無理矢理インド産のアヘンを売りつけ、「茶の購入代金をアヘンで支払う」という非人道的な三角貿易です。

アヘン戦争というと、麻薬の怖さを印象づけるべく、薬物乱用防止教室などでやたらと言及されていますが、正しくは、カフェインの恐ろしさを実感させる戦争であったというべきでしょう。

カフェインと大虐殺

ドイツ文学者の臼井隆一郎は、カフェインは大虐殺にも悪用されたと指摘しています。[17]

すでに触れたドイツ人の「本物のコーヒー」に対する強い欲求は、第二次世界大戦中のナチスドイツ政権下で利用されました。アウシュヴィッツの強制収容所において、生きた人間を大量かつ円滑に「ガス処理」すべく、「コーヒー」という言葉が利用されたのです。

ナチス側にしてみれば、多数の被収容者をガス室に送り込む際、誰かが異変に気づいて暴動を起こしたりすると、きわめて厄介な事態となります。そこで、所長ルドルフ・ヘスは部下に対し、被収容者にこう伝えるよう命じたそうです。

「これからシャワー室に入る。シャワーが終わったら、コーヒーを出す」

もちろん、強制収容所に本物のコーヒーなどあるはずはありません。しかし、本当にコーヒーが用意されているように見せかけるために、収容所の外に炊事用車両を停車させる、という周到な演出までなされていたのです。当然、コーヒーという言葉を聞いた被収容者たちは、それぞれかつての平穏な生活を思い出し、郷愁の念に心を揺さぶられたことでしょう。そして事実、シャワー後のコーヒーを期待しながら、暴動を起こすことなく整然と、シャワー室ならぬガス室へと入っていったのです。

カフェインと支配・搾取

このあたりで、本章の冒頭で引用した、川北稔著『砂糖の世界史』の第五章の扉絵――コーヒーと茶とチョコレートのカップを手にした、アラビア人、中国人、アステカ人――の地点に戻ります。

欧米においてこれらのカフェイン含有飲料が爆発的人気を博したのは、いうまでもなく砂糖が添加されたおかげです。そして、コーヒー、茶、チョコレート、砂糖を欧米諸国に供給してきたのは、ヨーロッパの帝国主義国家に侵略され、支配下に置かれた植民地でした。

近代以降、人類がカフェインから受けてきた恩恵は、いずれも理不尽な暴力と犠牲を抜きに語ることはできません。なぜなら、その依存性薬物の供給は、植民地での搾取によって維持されてきたからです。そうした国のなかには、独立した現在でもかつてのモノカルチャー経済の後遺症を引きずっていて、産業は低迷し、高い失業率と貧困に喘いでいる国が少なくありません。

さらにいえば、現在、コカインやヘロインといった違法薬物を密造している国の多くもまた、かつての植民地国家です。そして、密造された違法薬物の多くは、かつての帝国主義国家である欧米諸国で消費されています。要するに、カフェインも違法薬物も、その生産と消費の構造は何も変わっていないのです。

人が集える場所をつくる薬物

ここまで、コーヒーの歴史を振り返って改めて実感するのは、その普及・拡散の異様な速さです。イスタンブールでもロンドンでもパリでも、ごく短期間のうちにコーヒーハウスが乱立し、またたく間に人々をカフェイン抜きでは生活できない身体にしています。そして驚くべきことに、人々の嗜好は度重なる禁止令や弾圧にも屈することがありませんでした。

もちろん、すでに第3章でアルコールを例に取り上げ、その規制のむずかしさを確認済みではありますが、とはいえ、カフェインはアルコールとは違います。カフェインは人類にとってつきあいの歴史が非常に浅い薬物なのです。それにもかかわらず、イスラム社会でもヨーロッパでも禁止や弾圧に失敗しています。これほど短期間に人類に浸透し、なおかつこれほど強靱な規制抵抗性を持つ依存性薬物は、古今東西、他に見たことも聞いたこともありません。この事実は、カフェインがいかに強力な依存性薬物であるかを物語るものといえるでしょう。

しかし同時に、薬理学的依存性だけでは、コーヒーが持つ拡散の速さや規制抵抗性を十分に説明できないようにも思うのです。

ここで思い起こすべきなのは、コーヒーハウスという場が持っていた機能です。

思えば、イスラム社会でもヨーロッパでも、コーヒーハウスはかつてなかった独特の社交場でした。[14] たとえば、オスマン朝トルコ時代のコーヒーハウスには、壁に沿って非常に長い椅子が置かれ、階層にかかわらず、人々は入店順に長椅子の空いたスペースに腰掛けました。つまり、人々は一杯のコーヒーを買うだけで、対等な立場で歓談することができたのです。このことは英国でも同様でした。当初、英国のコーヒーハウスの店内には長いテーブルが置かれ、階層を問わず誰もが同じテーブルに着くようになっていました。そのテーブルを挟んで人々は忌憚なく政治や思想を論じあい、船旅で見聞した海外事情に耳を傾け、あるいは、商談を進めたのです。

こういいかえてもよいでしょう。コーヒーハウスは、ちょうど古代ギリシアや古代ローマの「広場」(アゴラ、もしくはフォルム)と同じ機能を持つ、一種の公共空間だったのだ、と。

おそらく当時の人々は、家や仕事場以外で「しらふで集える場所」を、それも、「初対面の人と対等に出会える場所」を切望していたのでしょう。とりわけヨーロッパは革命や議会政治勃興の季節でした。そうした時代の気運もあって、人々は集うことを求めていたのではないでしょうか？

社会学者のエリック・クリネンバーグは、コミュニティのなかに人々が集える場所があることは、人々の孤立を防ぐばかりか、災害死や麻薬の過量摂取による死亡を防ぐなど、公衆衛生上のメリットが大きい、と指摘していますが[18]、初期のコーヒーハウスにはそれと同じ機能があったように思うのです。

ここに一つの学びがあります。依存性薬物の乱用エピデミックは、単に物質の薬理作用だけによって引き起こされるものではなく、必ずや社会や時代の要請という側面がある、ということです。その意味では、薬物問題を善か悪かといった単純な価値基準で断じるなど、到底できるものではない、といえるでしょう。

文献

1 川北稔『砂糖の世界史』岩波ジュニア新書、一九九六
2 梶田昭『医学の歴史』講談社学術文庫、二〇〇三
3 日部幸博『珈琲《コーヒー》の世界史』講談社現代新書、二〇一七
4 アントニー・ワイルド／三角和代訳『コーヒーの真実——世界中を虜にした嗜好品の歴史と現在』白揚社、二〇一一
5 ユヴァル・ノア・ハラリ／柴田裕之訳『サピエンス全史(上)——文明の構造と人類の幸福』河出書房新社、二〇一六
6 ウィリアム・H・ユーカーズ／山内秀文訳『ALL ABOUT COFFEE コーヒーのすべて』角川ソフィア文庫、二〇一七
7 トム・スタンデージ／新井崇嗣訳『歴史を変えた6つの飲物——ビール、ワイン、蒸留酒、コーヒー、茶、

コーラが語るもうひとつの世界史』楽工社、二〇一七
8　岩切正介『男たちの仕事場──近代ロンドンのコーヒーハウス』法政大学出版局、二〇〇九
9　臼井隆一郎『コーヒーが廻り 世界史が廻る──近代市民社会の黒い血液』中公新書、一九九二
10　マッシモ・モンタナーリ／山辺規子・城戸照子訳『ヨーロッパの食文化』平凡社、一九九九
11　マイケル・ポーラン／宮崎真紀訳『意識をゆさぶる植物──アヘン・カフェイン・メスカリンの可能性』亜紀書房、二〇二三
12　ラルフ・S・ハトックス／斎藤富美子・田村愛理訳『コーヒーとコーヒーハウス──中世中東における社交飲料の起源』同文舘出版、一九九三
13　マーク・ペンダーグラスト／樋口幸子訳『コーヒーの歴史』河出書房新社、二〇〇二
14　ジョナサン・モリス／龍和子訳『コーヒーの歴史』原書房、二〇一九
15　園田寿「戦争と覚醒剤の歴史を振り返る　ナチスから湾岸戦争まで…自衛隊法も例外を認めていた」『The Asahi Shinbun GLOBE +』(https://globe.asahi.com/article/14980788)
16　ナシア・ガミー／山岸洋・村井俊哉訳『一流の狂気──心の病がリーダーを強くする』日本評論社、二〇一六
17　臼井隆一郎「朝コーヒーを飲む普通の生活の世界政治──二〇世紀ドイツ文学の視座から」『嗜好品文化研究』二〇一八(三)、二〇一八
18　エリック・クリネンバーグ／藤原朝子訳『集まる場所が必要だ──孤立を防ぎ、暮らしを守る「開かれた場」の社会学』英治出版、二〇二一

第7章　市販薬　セルフメディケーションは国民の健康を増進したか？

市販薬乱用・依存の現状

本書ではここまで、身近な薬物としてビッグスリーのうちの二つ――アルコールとカフェイン――をとりあげてきました。ここでいったんビッグスリーから離れて、別の意味での身近な薬物といえる処方薬や市販薬などの医薬品に寄り道してみます。

本章では、まず市販薬をとりあげます。

第1章で述べたように、今日、精神科医療現場で年々深刻さを増している薬物は、医薬品です。そのなかでも、一〇代、二〇代といった若年層で特に問題となっているのが市販薬なのです。

いまから一〇年あまり前、「脱法ハーブ」などの危険ドラッグ乱用禍が社会を席巻しました。規制強化と新たな脱法的薬物の登場というイタチごっこをくりかえしながら、薬物による健康被害や、薬物使用下での自動車運転による交通事故などの弊害がますます深刻化していく、あの悪夢のような一時期を、私はいまでも鮮明に覚えています。[1] 最終的には、二〇一四年に薬事法が改正されて薬機法となり、それを機に、安全性が証明されていない「グレーゾーン嗜好品」の販売が困難となったことで、乱用禍は沈静化していきました。しかし、これでひと安心と思いきや、危険ドラッグと入れ違いに忽然と登場したのが市販薬だったわけです。

そのことを示したのが図7-1のグラフです。[2] このグラフは、第1章で紹介した「全国の精神科医療施設における薬物関連精神疾患の実態調査」(病院調査)のデータベースから一〇代の患者だけを抽出し、その主乱用薬物の経年的推移を示したものです。

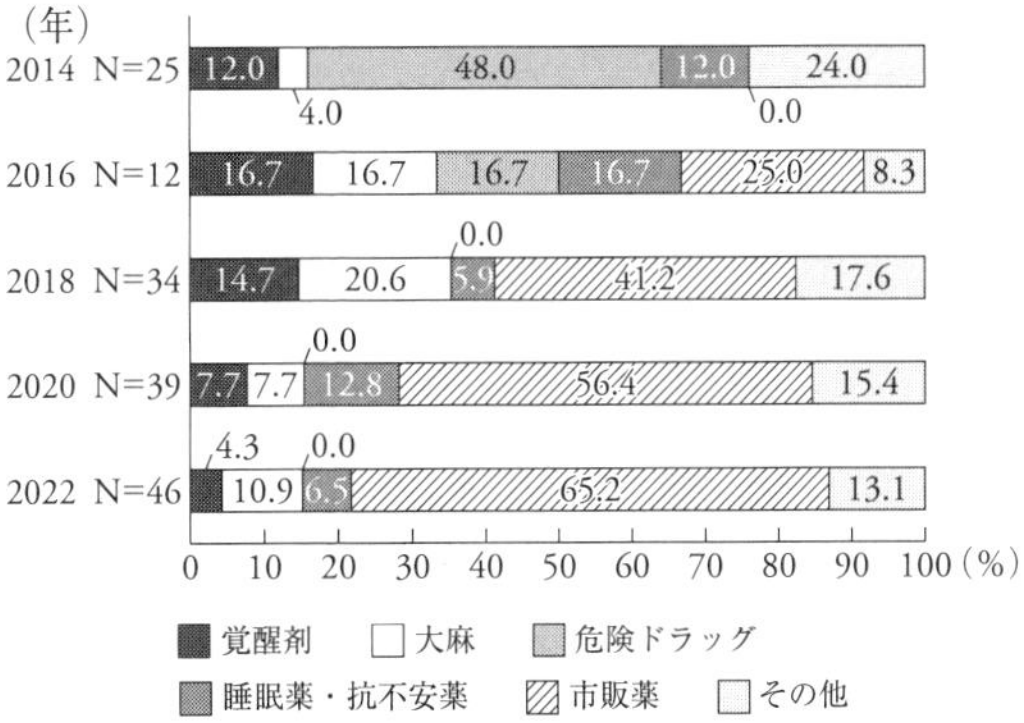

図7-1　病院調査　10代の薬物依存症患者における「主たる薬物」の推移

二〇一四年の時点では、一〇代の薬物依存症患者のおよそ半数が脱法ハーブなどの危険ドラッグを主たる乱用薬物としていました。しかし、危険ドラッグ乱用禍が沈静化されると、二〇一六年より、今度は新たな乱用薬物として市販薬が突然浮上し始めたのです。その割合は調査のたびに増していき、二〇二二年には患者の七割近くが、市販薬を主乱用薬物とする状況になりました。それだけではありません。調査期間中(調査年の九~一〇月)に全国の精神科病院で治療を受けた一〇代の薬物依存症患者数も、二〇一四年から二二年までのあいだにほぼ倍増しているのです。

こうした主乱用薬物の推移を見ると、一見、「危険ドラッグが手に入らなくなったから、代わりにハイになれるドラッグとして市販薬が使われるようになった」と考えたくなりますが、おそらくそうではないと思います。というのも、かつての危険ドラッグ乱用者と、近年の市販薬乱用者とでは、バックグラウンドが大きく異なるからです。[3] かつて危険ドラッグを乱用していた一〇代の患者は、その大半が男性であり、義務教育終了後早期に学業から離脱している者が多く、さらには、薬物以外にも様々な非行・犯罪歴を持っていました。ところが、近年、市販薬を乱用する一〇代の患者は、大半が女性であり、高校在籍中もしくは高校を卒業しているなど、教育からの早期離脱者は少なく、非行・犯罪歴がないのです。つまり、家庭や学校、地域において、少なくとも表面上は「よい子」として生活してきた子たちなのです。そして何より特徴的なのは、薬物問題とは別に様々な精神疾患を抱えている、ということです。

こうした事実からわかるのは次のようなことです。最近一〇年間で一〇代の薬物乱用者の属性はまったく別物になっていること、そして、市販薬の登場が、従来とは異なる、新たな薬物乱用者層を開拓した可能性があることです。

それにしても、なぜ今日のわが国では、市販薬乱用がかくも問題となったのでしょうか？

なぜ若者たちは市販薬にアクセスするようになったのか？

多くのメディア関係者が若者の市販薬オーバードーズ(過剰服薬：overdose, OD)に関心を寄せており、私自身、これまでも多数の取材を受けてきました。しかし、そのたびに記者がまるで申し合わせたように切り出す、次のような言葉にはいつもうんざりさせられてきました。

「市販薬ODがこれほど流行しているのは、やはりSNSの影響でしょうか?」

もちろん、SNSが現象の拡大に一役買っているのは事実でしょう。しかし、それは二次的な要因にすぎません。なぜ若者たちのあいだで市販薬が大きくクローズアップされたのか、なぜ市販薬にアクセスしやすくなったのか、その第一義的な原因を考える必要があります。

ドラッグストアチェーンの隆盛

それは、いうまでもなくドラッグストアの増加です(図7-2)。いまやドラッグストアチェーン業界は八兆円を超える市場規模に成長し、毎年国内にはおよそ一〇〇〇～一五〇〇店舗ずつドラッグストアが新規開店しています。[4] 今日、各地の繁華街では、狭いエリアに複数のドラッグストアチェーンの店舗が軒を争っています。同じ現象がコンビニエンスストアで起これば、客を食い合って共倒れになりかねないところですが、なぜかドラッグストアはどの店舗も繁盛しているのです。

ドラッグストアというビジネス形態には、価格競争において、一般のスーパーマーケットやコンビニエンスストアには太刀打ちできない強みがあります。[5] というのも、ドラッグストアは、ティッシュペーパー、トイレットペーパーなどの紙類、洗濯用洗剤、柔軟剤、食料品、ベビー

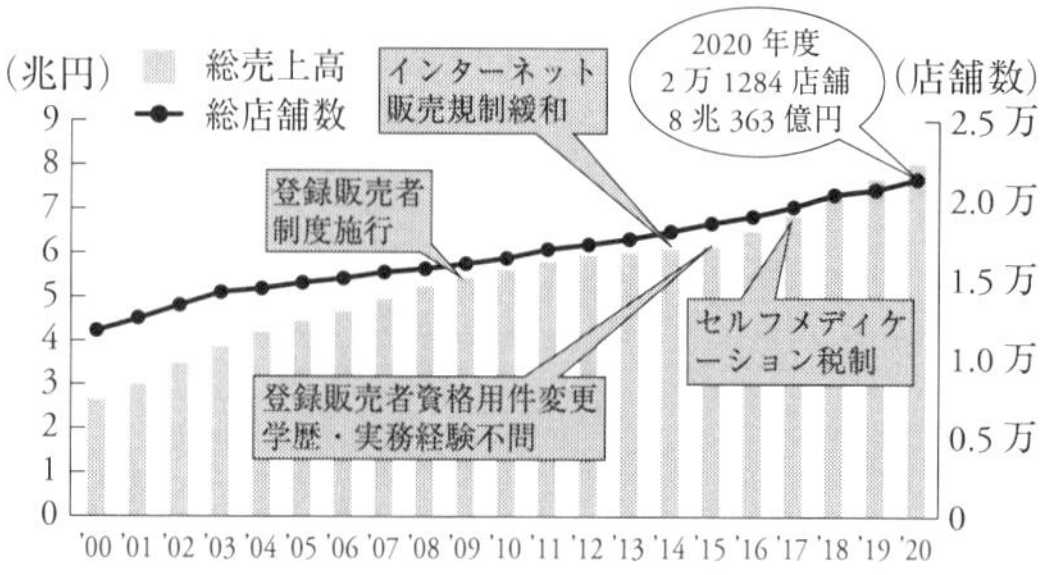

図 7-2　右肩下がり時代の唯一の勝者：ドラッグストア業界は 8 兆円市場
(小木田泰弘「10 兆円を射程に，2020 年度の国内ドラッグストア市場規模は 8 兆 363 億円！」[4] より図を引用の上，説明を付加)

用品、さらには、食料品や菓子、ドリンク類などをかなり安い価格で提供することができるからです。たとえ原価を下回るような無理な安売りをしても、集客にさえ成功すれば、医薬品や化粧品といった、利益率が非常に高い商品で儲けを取り戻すことができるのです。

特に近年、化粧品はドラッグストアの主力商品となっています。それも、高校生や大学生が買い求めやすい安価な商品――いわゆる「プチプラ・コスメ」です――を中心に揃え、高級化粧品を売る百貨店との明確な差別化を図っています。このことは、若い女性の集客と市販薬アクセスの向上に大きく貢献しているように思います。

薬剤師要らずの市販薬販売の実現

ドラッグストアチェーンの隆盛には様々な要因がありますが、なかでも最大の要因は、市販薬が薬剤師不在でも販売できるようになったことでしょう。従来、薬剤師が薬局における販売と調剤双方の責任を担ってきましたが、そのことが店舗拡大の障壁となっていました。なにしろ、薬剤師の数には限りがありますし、高度な専門性を持つ国家資格なので人件費も馬鹿になりません。

しかし、二〇〇六年の薬事法改正により、いわば「販売に特化した廉価な資格」が創設されたのです。それが登録販売者です。登録販売者制度は二〇〇九年より施行され、これによって薬剤師不在でも市販薬の一部を販売できるようになりました。その間、ドラッグストアは着実に店舗数を増やし続けただけでなく、営業時間も延長され、いまや二四時間営業店も出現しています。

ところで、登録販売者は、どの程度、市販薬を販売できるのでしょうか?

現在、市販薬は、「要指導医薬品」という、市販化してまもない時期の観察期間に置かれているものを除けば、第一類〜第三類まで三つのカテゴリーに分類されています。このうち、第一類医薬品の販売に際しては、薬剤師による書面を用いた説明が必要となりますが、第二類と第三類の場合には、登録販売者がいれば販売できます。そして、第一類に分類される医薬品はごくわずかに限られていて、主要な感冒(かぜ)薬や鎮咳薬、解熱剤、鎮痛剤など日常生活で必要性の高い製品は、ほぼ第二類に含まれます(なお、第三類医薬品にはビタミン剤などが含まれます)。つまり、市販薬の九五パーセントはこの第二類・第三類に該当し、登録販売者は市販薬の一部どころか、ほとんどすべてを販売できるといってもよいほどです。

もっとも、二〇〇九年の創設時点では、登録販売者という資格はさほど容易に取得できるものではありませんでした。資格試験を受けるには、少なくとも高校を卒業し、加えて、一年以上の販売実務経験が必要だったからです。

ところが、二〇一五年に受験資格が大幅に変更され、学歴、実務経験ともに不問となり、試験に合格さえすれば取得可能となったのです。その結果、高校や大学在籍中に受験する人も増え、二〇二二年度試験では新潟県でなんと九歳の児童が合格しています[6]。

この現行制度で資格を取得した登録販売者が、本来、期待されている業務や責任――医薬品の効能や使用上の注意に関する説明、さらには不適切使用の防止など――をはたすことができるのでしょうか？　はなはだ疑問です。

セルフケア・セルフメディケーション推進政策

登録販売者制度に限らず、政府は国民の市販薬アクセスを高める政策を次々に打ち出してきました。その背景には、国民の高齢化や長寿化によって年々増大する医療費の問題があります。では、国民全体の医療費を削減するのに、最も手っ取り早い方法は何でしょうか？　それは、国民をできるだけ医療機関に受診させないことです。そのための解決策の一つとして、「セルフケア・セルフメディケーションの推進」が掲げられてきました[7]。要するに、国民がみずから健康管理を行い、生活習慣病の予防に努め、軽い身体的不調にあたっては安易に医療機関を受診せずに、市販薬を活用して早めに対処することを推奨するという政策です。そして、このセルフメディケーション推進のために、医師の処方箋なしでアクセスできる医薬品が増やされました。

それが「スイッチＯＴＣ」の推進です。市販薬は、英語で over-the-counter drug（カウンター越しに買える薬）ということから、略してＯＴＣ医薬品といわれますが、医師から処方される医療用医薬品のうち、副作用が少なく安全性の高いものを市販薬転用（スイッチ）したものを「スイッチOTC医薬品」と呼んでいます。有名なところでは、「ガスター10」（胃薬）や「ロキソニンS」（鎮痛・解熱薬）、「メジコンせき止め錠Pro」（鎮咳薬）などがそうです。これらはもともと、医師の処方箋がなければ入手できない医薬品でしたが、いまやドラッグストアで簡単に入手できるようになっています。

さらに二〇一七年には、「セルフメディケーション税制」が導入されました。[8] これは、世帯での市販薬購入金額が年間一万二〇〇〇円以上の高額になった場合、定期的に健康診断を受けているなどいくつかの条件を満たせば、医療費控除を受けることができる制度です。この制度は、当初、二〇一七年一月から五年間の特例として始まりましたが、二〇二二年一月よりさらに五年間延長されることになり、現在も継続中です。

インターネット販売の規制緩和

ドラッグストアの店舗増加とは直接関連しませんが、国民の市販薬アクセスの向上という点では、二〇一四年から規制緩和がなされたインターネット上の市販薬販売も重要です。いまやAmazonのサイトから簡単に市販薬を購入できるようになり、とても便利な世の中になりました。しかし逆にいえば、市販薬乱用者にとっては、これほど楽な入手方法もないでしょう。

実は、いまから一〇年あまり昔、偶然、私は国会のテレビ中継でこの規制緩和が議論されている場面を観ていました。ある野党議員が、当時の厚生労働大臣を相手に、「ネットで販売することで、若者たちが市販薬を乱用したらどうするのか？」と舌鋒鋭く質問していたのを、私はいまでも鮮明に覚えています。あれから一〇年あまりの月日を経て、その原因がネット販売の影響なのかどうかはさておき、議員の予言は見事に的中したように思います。

ちなみに、Amazon のサイトでは、市販薬製品別売れ筋ランキングを確認することができますが、それを眺めていると何とも不思議な気持ちになります。というのも、わが国には、市販の感冒薬や鎮咳薬には実に多数の製品があり、実際、テレビCMでも様々な製品の宣伝を見かけますが、一時は、Amazon のベストセラー商品を見ると、なぜか感冒改善薬部門では「パブロン・ゴールドA」（以下パブロン）がいつも上位に君臨し、咳止め薬部門では「エスエスブロン錠」（以下ブロン）と「メジコンせき止め錠Ｐｒｏ」（以下メジコン）が上位一位、二位を占め、「ベストセラー」表示がついていたのです。いうまでもなく、この三薬剤、いずれも依存症臨床に従事する者ならば誰もが知っている、乱用者の三大人気市販薬です。[2]

いささか穿った見方ではありますが、もしかするとこういう可能性はないでしょうか？　つまり、製薬企業の売り上げは、実は、真にその薬を必要としている人たちだけではなく、別の目的で不適切に使用している人たちによる貢献も大きいかもしれない、と。

市販薬は本当に安全なのか？

市販薬は「古い」

おそらく一般の人たちはこう考えていると思います。「市販薬は、処方薬より効果が弱い代わりに、副作用が軽い」と。しかし、これは誤解です。私にいわせれば、市販薬は単に「古い」のです。

たとえば、ブロンやパブロンに代表される、市販感冒・鎮咳薬の多くには、延髄の咳中枢に直接作用して咳を抑える成分としてジヒドロコデインリン酸塩(以下コデインと略します)が、そして、交感神経系に作用して気管支を拡張する成分としてdl-メチルエフェドリン塩酸塩(以下メチルエフェドリン)、もしくはプソイドエフェドリン塩酸塩(以下、プソイドエフェドリン)が含有されています。実は、前者のコデインはれっきとしたオピオイド(アヘン由来の麻薬成分)であり、わが国では麻薬及び向精神薬取締法で麻薬として、そして後者の二つは覚醒剤取締法で覚醒剤原料として、それぞれ規制されている成分です。

しかし、ここには例外規定があり、低濃度であれば、市販薬に用いてもよいとされているのです(コデインは一〇〇倍に、メチルエフェドリンやプソイドエフェドリンは一〇倍に希釈すれば可とされています)。おそらくこの規定は、すでに広く普及している実態と整合性をつけるための苦肉の計であったのでしょう。というのも、たとえば元祖パブロンは一九二七年に、そしてブロンは一九三四年にそれぞれ発売されていて、あまりにも多くの販売実績があるからです(ちなみに、発売当初、元祖パブロンは、コデインの代わりに、ケシの実からアヘンの原材料となる樹液を吸い出した後に残った、ケシの実の殻を原材料として用いていたそうです)[9]。

今日、医療機関において、これらの成分を含む鎮咳薬を第一選択薬(はじめに投与すべき治療薬)とする医師はほとんどいないでしょう。よほど高齢の医師でもない限り、多くの医師は、その依存性を考慮して、まずは別の成分を含む鎮咳薬の処方を優先します。また、患者が小児であれば、呼吸停止などの事故発生の懸念から、コデインを含む鎮咳薬や感冒薬はまず処方しません。

他にもあります。市販の鎮静・睡眠薬「ウット」です。この薬剤は、ブロモバレリル尿素という非常に古いタイプの催眠・鎮静物質を主成分としています。この成分は依存性が強く、大量に摂取した場合に自発呼吸を抑制する危険性から、精神科では長らく使われなくなっているものです。

近年、その依存性で様々な批判に曝されているベンゾジアゼピン系の睡眠薬ですら、依存性や危険性に関しては、このブロモバレリル尿素よりははるかにましです。だからこそ、あのベンゾジアゼピン系でさえ、発売当初、「安全な睡眠薬」として好評をもって迎えられたのです。そう考えると、ブロモバレリル尿素がいまもって販売されている現実は、どうにも理解しかねます。

それから、市販薬特有の問題もあります。一般に市販薬には、様々な成分がたくさん入っていて、まるで秘伝のレシピで調合された謎の奇薬といった感じです。加えて、旧来の製品がアップデートされるたびに、さらなる成分追加が行われ、「新成分××配合!」という謳い文句で宣伝されるわけです。こういいかえてもよいでしょう。市販薬はもともとの商品名に「エース」「プレミアム」「クイック」などの言葉が追加されるたびに、含有成分の種類が多くなる、と。

「改造」されるスイッチOTC

処方薬を起源とするスイッチOTCですら、この種の「改造」を免れません。たとえば、二〇一一年に市販化された鎮痛解熱薬ロキソニンは、処方薬時代にはなかった様々な改造を受けることとなりました。いまやドラッグストアでは様々な種類のロキソニンが販売されていますが、そのなかで最も高級な、いわばロキソニンのハイエンド商品にあたるのが「ロキソニンSプレミアム」です。その製品の、一体どこがプレミアムなのかといえば、鎮痛解熱成分ロキソプロフェンに加えて、アリルイソプロピルアセチル尿素と無水カフェインが含有されている、という点です。

アリルイソプロピルアセチル尿素は、先述したブロモバレリル尿素と同じく、依存性のあるウレイド(尿素)系の催眠・鎮静成分です。実はこの成分、医療機関では、血小板減少性紫斑病を誘発するという理由から、もう何十年も前から使われなくなっているものです。

そして、無水カフェインは、ロキソニンSプレミアム二錠に五〇ミリグラム――レギュラーコーヒーにしてカップ一杯分――含まれています。実は、カフェインは市販薬の多くに含まれています。製薬企業側の説明では、「眠気を除去するため」とか、「痛みをおさえるはたらきを助けるため」とされていますが、本当なのでしょうか？　第5章でも触れましたが、一種の「媚薬」としてその薬剤を気に入ってもらうためではないか、と疑いたくなります。

たとえば、連日ロキソニンSプレミアムを飲んで頭痛に対処している頭痛持ちの人がいたとします。ある日、「頭痛が治った」と思ってその薬剤の服用をやめたとしたら、おそらくカフェインの離脱症状で頭痛が生じることでしょう。すると、その人は、「やはりまだ頭痛は治っていないのだ」と思って、ロキソニンSプレミアムの服用を再開することとなります。結局、永遠にロキソニンSプレミアムを飲み続けることとなり、それは製薬企業を潤すにちがいありません。

要するに、市販薬販売とはビジネスなのです。

「濫用等のおそれのある医薬品」指定をめぐる諸問題

日本版オピオイド危機

近年、市販薬依存症患者のあいだで最も乱用されているのは、ブロンやパブロンといった、麻薬と覚醒剤原料を含有する市販の鎮咳薬や感冒薬です。ブロンやパブロンの依存症は治療がとても大変です。率直にいって、覚醒剤依存症よりもはるかに治療に難渋します。その理由は様々ですが、やはり最大の原因はコデインが持つ強力な身体依存作用などのせいです。

連日、大量にブロンやパブロンを服用していると、オピオイドに対する身体依存が生じます。オピオイドは強力な鎮痛薬として、がんによる身体的疼痛のコントロールのために緩和医療の現場では欠かせない薬剤ですが、実は心理的疼痛にも効果があります。特に鬱屈した怒りや不安に悩む人の場合、そうした心理的苦痛が一時的に緩和されるような体験をすることがあります。

しかし、こうした効果は短期間で耐性が生じてしまい、当初と同じ効果を維持するには、より大量かつ頻回の摂取が必要となってしまうのです。しかも、急な中断、あるいは、いつもよりも少ない量しか摂取できない場合には、離脱症状が生じます。離脱は軽いものでは下痢や感冒様の症状程度ですが、重篤な乱用者の場合には、急激な気分の落ち込み、ときには自殺願望に襲われることがあります。実際、私の臨床経験でも、重篤な市販薬依存症患者がブロンやパブロンの急な摂取中断により、強烈な自殺願望に襲われ、縊首《いしゅ》などによる自殺企図におよんだことがありました。

第1章でくわしく述べたように、北米では、処方されたオキシコドンやフェンタニルといった強力なオピオイド鎮痛薬の依存症や過剰摂取による死亡者が増加し、高止まりした状況が続いていて、「オピオイド危機」として深刻な社会問題となっています。これまでわが国の規制当局関係者は、そうした事態を「対岸の火事」として静観し、「わが国は欧米のような悲惨な状況を回避している。やはりわが国の厳罰主義的薬物政策は正しい」と自画自賛してきました。しかし、本当にそうでしょうか？　私は、この、コデイン含有市販薬の乱用禍こそが、日本版オピオイド危機であるように思うのです。

そして、わが国のオピオイド危機は今期が最初ではありません。すでに四〇年近く昔にも同様の市販薬によるオピオイド危機を経験しています。一九八〇年代後半、首都圏の大学生を中心に「ブロン液イッキ飲み」が流行したのです。当時はバブル期、「軽さ」が重視される時代でした。週末のディスコに出かける際に、若い男たちは飄々とナンパができる度胸を得るために、ブロンをイッキ飲みしていました。すると、含有される麻薬の効果によって不安や緊張が緩和され、覚醒剤原料の効果により気が大きくなり、自信に満ちたふるまいができるようになったわけです。まさにナンパにもってこいの精神状態といえるでしょう。しかし、この乱用禍によって多くのブロン依存症患者が作られ、深刻な社会問題となってしまったのです。

当時、事態を重く見た製薬企業は、一九八九年、ブロン液から覚醒剤原料メチルエフェドリンを除去する、という思い切った対策をとりました。依然としてオピオイドは含有されていたものの、ブロン液乱用禍の沈静化には一定の成功を収めました[10](その後、コデイン成分を除去した製品も発表しています)。

私はこの時の製薬企業の果断を高く評価していますが、同時に、したたかに抜け道を用意する企業の狡猾さも感じています。というのも、成分除去はあくまでも液剤に限られていて、実は錠剤のブロンはそのままの成分で販売が継続されたからです。そして、麻薬と覚醒剤原料双方の効果を追い求める重篤な乱用者は、乱用薬物を液剤から錠剤へと変え、以降も錠剤型ブロン愛好家の系譜は脈々と引き継がれることとなったのです。現に、その後も少数ながらもコンスタントに市販薬依存症患者が薬物依存症専門外来に登場し続けてきました。結局、そうした対策の手ぬるさが、二〇一六年から続く、市販薬乱用禍の発生培地を準備したことになります。

「濫用等のおそれのある医薬品」

もちろん、国もこうした状況に対してまったく無策だったわけではありません。二〇一四年二月、厚生労働省の薬事・食品衛生審議会医薬品等安全対策部会は、ブロンをはじめとする、麻薬成分や覚醒剤原料を含む市販鎮咳去痰薬を、「濫用等のおそれのある医薬品」として、店頭での販売は一人一箱までに制限するよう通達を出したのです[11]。

しかし、その効果はかなり疑わしかったというべきでしょう。というのも、二〇一四年の販売個数制限以降、皮肉にも爆発的な市販薬依存症患者の増加が見られたからです。それもそうでしょう。二〇一八年実施の厚労省調査によると、国が規定する販売ルールをドラッグストアの約半数が守っていなかったことが明らかになっています[12]。

そもそも、この販売規制の基準自体、理解に苦しむ点がありました。というのも、この販売個数制限はあくまでも鎮咳去痰薬に限定されていて、同じ成分を含有する市販感冒薬は、なぜかこの制限の埒外に置かれていたからです。当然、鎮咳薬ブロンの乱用者の多くは、使用薬物を感冒薬であるパブロンに変更していったわけです。

乱用者側からすれば、パブロンはコストパフォーマンス的にお得な薬剤でした。乱用者が期待するコデインとメチルエフェドリンの含有量は、対製品価格比でブロンの倍以上もお得なのです。ですから、あっという間に乱用者はパブロンに集中しました。

しかし、パブロンには余計な成分が入っていました。それは、鎮痛解熱成分アセトアミノフェンです（みなさんがコロナワクチン接種後の発熱や疼痛に対して服用していた、あの「カロナール」の成分です）。この成分は肝臓毒性が非常に高く、パブロンを連日大量服用していると、あっという間に重篤な肝機能障害を呈してしまうのです。実際、私の患者でも黄疸《おうだん》が出たり、肝性昏睡（肝臓の解毒作用が失われ、アンモニアをはじめとする毒素の血中濃度が高まり、意識障害を呈する病態）を発症して瀕死の状態となったりした人がいます。

私は、二〇一八年以降、再三にわたって厚生労働省に、この「濫用等のおそれのある医薬品」の指定範囲のおかしさを訴えてきましたが、いつもうやむやにされてきました。ようやくパブロンなどの感冒薬が指定範囲に含まれたのは、それから五年後、二〇二三年四月のことでした[13]。

しかし、こうした厚労省の対応も、文字通り「時すでに遅し」でした。というのも、乱用者の関心はその時点で別の市販薬製品へと移っていったからです。その製品とは、二〇二一年八月に発売されたスイッチＯＴＣ薬メジコンでした。このメジコンは、ブロンやパブロンとはちがって麻薬や覚醒剤原料を含まず、代わりに、デキストロメトルファン臭化水素酸塩（以下、デキストロメトルファン）という成分が鎮咳作用を発揮する鎮咳薬です。

この薬剤は、コロナ禍のさなか、鎮咳薬に対する需要が高まるなかで、スイッチＯＴＣでありながら、最初から第二類医薬品扱いという異例の厚遇を受けて市販化されました。しかし、残念ながら発売直後から乱用者の人気を集める、という非常に不名誉な事態に遭遇してしまったのです。事実、コロナ禍前後における乱用市販薬の変化を検討した研究では、コロナ禍後にデキストロメトルファン含有市販薬の乱用患者が有意に増加していることが明らかにされています。[14] いうまでもなく、これはメジコン市販化の影響です。

なぜか遅れている対応

市販化にあたってメジコンの売りとして強調されたのは、オピオイド成分を含まない「非麻薬性」鎮咳薬である、ということでした。

確かにそれはその通りなのですが、だからといって、どんな使い方をしても安全というわけではありません。事実、この薬剤に含まれるデキストロメトルファンは、すでに米国では若者に乱用され、社会問題となった成分なのです。それもそのはず、デキストロメトルファンは、違法な幻覚薬であるケタミンやフェンサイクリジンと同様の薬理作用を持っています。当然、不適切に大量摂取すれば、幻覚や知覚変容が誘発されたり、セロトニン症候群といって、高熱やけいれん、横紋筋融解症を呈する病態を惹起したりする危険性があります。

また、致死的な事態を招くこともあります。ある時期、市販薬ODによる死亡事件が立て続いて発生し、そのたびに国内の様々な警察署から警察官が、捜査のための意見を求めて私のところにやってきました。そのなかで比較的有名な事件としては、二〇二一年六月に池袋のホテルで発生した三八歳女性の中毒死事件[15]や、同年一二月に滋賀県守山市で起きた女子高校生の中毒死事件[16]があります。

これらの事件、死因にはメジコン含有成分が決定的な影響を与えていましたが、にわかには理解しがたい点がありました。というのも、死亡したケースは決してメジコンだけを過剰服薬していたわけではなく、メジコンと一緒にブロンやパブロン、さらには精神科処方薬なども相当大量に服用していたからです。それにもかかわらず、遺体の血中濃度が致死量を超えていたのは、メジコン含有成分デキストロメトルファンだけでした。その事実から死因を推論すると、デキストロメトルファン中毒による自発呼吸の停止と考えられます。

なぜこんなことが起こったのでしょうか?

実は、死亡したケースには共通点がありました。それは、様々な市販薬ODに際して、同時に柑橘系果汁入りのストロング系チューハイを飲んでいたことです。デキストロメトルファンは肝臓のCYP(cytochromes P450)2D6という酵素で第一段階の代謝をされて、デキストロファンになった後、今度は、CYP3A4で第二段階の代謝がなされます。このCYP3A4という酵素は、柑橘系果汁によってその働きが長時間にわたって阻害される性質を持っています。ここから先はあくまでも私の推測ですが、ストロング系チューハイに含まれる柑橘系果汁によって第二段階のデキストロファン代謝がストップし、そのあおりを受けてデキストロメトルファンの血中濃度が上昇していき、最終的に致死量を超えたのでしょう。

私は、再三、このメジコンを「濫用等のおそれのある医薬品」として、販売個数制限の対象に含めるべきと主張してきました。私だけではありません。厚労省が二〇二二年九~一〇月にかけて募集した、「医薬品、医療機器等の品質、有効性及び安全性の確保等に関する法律　施行規則第一五条の二の規定に基づき濫用等のおそれのあるものとして厚生労働大臣が指定する医薬品の一部を改正する件(案)」に関するパブリック・コメントにおいても、メジコンなどのデキストロメトルファン含有市販薬を販売個数制限の対象とすべきという意見が複数寄せられていました。[17]

しかし、それにもかかわらず、本書を執筆している二〇二四年一二月時点、国はいまだメジコンを「濫用等のおそれのある医薬品」に含めてはいません。

「モノ」の管理・規制だけでなく、痛みを抱える「ヒト」の支援も！

セルフメディケーションは国民を本当に健康にしたのか？

最近、気になっていることがあります。それは、ドラッグストアチェーン業界と厚生労働省との関係がいささか緊密すぎないか、ということです。実際、日本チェーンドラッグストア協会や日本OTC医薬品協会などの団体は、幹部役員として元厚労省官僚を迎え続けています。ここに利権の存在、あるいは、市販薬販売規制が遅々として進まない事情があるような気がします。

また、日本医薬品登録販売者協会が編集した書籍のなかで、現役の厚労省官僚が、「登録販売者もセルフケア・セルフメディケーション推進の……重要なステークホルダー」「ＯＴＣ薬の販売に一番詳しいのは登録販売者」などと、私からすると、「冗談も休み休みにしろ！」といいたくなるような発言をしています。[18] 断言しておきます。登録販売者は市販薬販売のプロかもしれませんが、決して医療関係の有資格者ではないのです。

かねて疑問に感じていたことがあります。それは、セルフメディケーションは本当に国民を健康にしたのか、という疑問です。すでに見てきたように、市販薬には、今日における医学の水準に照らしてみると、「古い」といわざるを得ない成分が含まれていたり、やたらとカフェインが含有されていたりします。また、メジコンのように市販薬化された途端に乱用対象となり、人の命を奪うことになった薬剤もあります。

セルフメディケーションが本当に医療費削減に貢献しているのかも検討すべきでしょう。実際、すでに市販薬依存症患者が増加し、[2] コロナ禍以降、市販薬の過剰摂取による救急搬送患者が顕著に増加したことも報告されています。[19] 国民の市販薬アクセス向上によって、確実に、治療を要する病気は増加しているのです。

これだけの事実がありながら、国の対応は鈍いといわざるを得ません。これまでも様々な機会を捉えて国に対策を求めてきましたが、そのたびに、「エビデンスが不十分」「規制されると困る人もいる」「他に代替薬がない」などとうやむやに濁されてきました。

いわゆる「ドラッグ」と呼ばれるような薬物の規制とはあまりにも対照的です。というのも、「ドラッグ」の場合にはきわめて脆弱な根拠――檻に閉じ込めたラットなどの実験動物に規制候補薬物を大量に投与するという、いささか荒唐無稽な実験の結果――だけで簡単に規制・犯罪化に踏み切ってきたからです。わが国の薬物政策は、薬物を「よい薬物（医薬品）」と「悪い薬物（違法薬物）」とに分け、前者には過度に甘く、後者には理不尽なまでに厳しい姿勢で臨むという格差があまりにも顕著であるように思います。

厚生労働省「医薬品の販売制度に関する検討会」

若者に広がる市販薬乱用に対して、二〇二三年二月、厚生労働省は「医薬品の販売制度に関する検討会」[20]を立ち上げました。同委員会の最終とりまとめ報告書によれば、「大量購買が疑われる者に対する登録販売者による確認の徹底」、あるいは、「未成年であることが疑われる場合には身分証明書での年齢確認の徹底」、さらには、「店舗内における市販薬過剰服薬の危険性に関する周知」などが明記されています。[21]

もっとも、こうした課題のいくつかはすでに多くのドラッグストアチェーンで実践されています。たとえば、「濫用等のおそれのある医薬品」を購入する客に対しては、登録販売者が「他店でも同じ商品を購入していませんか？　不適切な使用はしていませんか？」などといった声かけが行われています。ただ、私がいくつかのドラッグストア店舗で観察したかぎりでは、そうした声かけは、「仕方がないからやっています」「一応やりましたからね！」という、いかにもアリバイ作りのための形式的声かけにとどまり、その実効性はかなり疑わしいといわざるを得ません。

また、未成年への販売中止は、子どもたちに非合法なルートからの市販薬入手を促す可能性があります。私自身の臨床経験でも、年長の男性に代理購入してもらい、対価として性的サービスを提供する、あるいは、非合法ルートから不当に高い価格の市販薬を購入するために「パパ活」をする、といった状況が散見されています。なかには、非合法ルートから市販薬を入手すると、「おまけ」として大麻やＭＤＭＡなどの違法薬物がついてくる、さらには、市販薬が入手できなくなったために、覚醒剤などの違法薬物に乗り換える、といった事態も発生しています。

それから、ドラッグストア店舗内での啓発については、もはや無意味といってよいかもしれません。「命を失うこともあります！」などと啓発されたところで、そもそも市販薬乱用者の多くは、常日頃から「消えたい」「死にたい」と考えている人たちです。かえって好奇心を刺激されかねません。

臨床現場で市販薬依存症患者と日々会っている立場からすると、こうした事態は容易に予想できたことばかりでした。しかし、「医薬品の販売制度に関する検討会」の構成員を見るかぎり、彼らの議論には限界があったのだろうと思います。[20] というのも、各関連団体からの形式的な代表者を除けば、メンバーの大半は、「薬物」の専門家ばかりで、「薬物に依存する人間」の専門家は一人も入っていないからです。これでは、議論は薬物という「モノ」の規制・管理の話に終始し、薬物を必要とする「ヒト」が抱える痛みは見落とされてしまうでしょう。

市販薬を乱用するヒトが抱えている痛みとは？

若者たちにおいて、市販薬乱用と自殺は密接に関連しています。といっても、「市販薬はその薬理作用によって人を自殺に走らせる」といいたいのではありません。「自殺リスクを抱えている人が、死にたい気持ちを一時的に紛らわせるために市販薬を過剰摂取している」という意味です。

二〇二三年四月に、千葉県松戸市で女子高校生二人がマンションの屋上から飛び降り自殺を図り死亡しました。この事件は、彼女たちがみずから飛び降りる場面を動画配信していたことで、社会に衝撃を与えました。彼女たちは飛び降りる直前に大量の市販薬をストロング系チューハイで流し込んでいて、おそらくは酩酊状態で行為におよんだと思われますが、それよりもはるか以前より、「自分の顔が嫌い」という醜形恐怖に苦しんでいたり、母親からの精神的虐待や男性からのデートレイプ被害に遭遇していたりして、連日、市販薬ODをくりかえしていたことが報じられています。[22]

第1章でも触れたように、コロナ禍以降、一〇代、二〇代の女性を中心に市販薬依存症患者や、市販薬過剰摂取による救急搬送患者が増加していますが、これに同期して、高校生女子の自殺者数は一気に増加し、ずっと高止まりしたままの状態が続いています。実際、私自身の臨床経験においても、最近自殺した患者の多くが市販薬依存症の若い女性でした。

市販薬依存症を抱える若い女性患者は、次の二つの点で薬物依存症治療のあり方を根本から覆しつつあります。一つは、彼女たちには、従来「依存症治療の原則」とされてきた方法論が通用しない、という点、そしてもう一つは、彼女たちにとって薬物の問題は、治療や支援につながるための入場券にすぎず、本当の問題は薬物とは別のところにある、という点です。

かつて薬物依存症の治療目標は、問答無用で「断薬」でした。たとえば覚醒剤依存症の治療がそうです。なるほど、結果的に「まだ完全には覚醒剤をやめ切れてはいないが、それでも前よりマシになった」という状況はよくありますが、だからといって、公式な治療目標として、最初から「覚醒剤を使用する頻度や量を減らしましょう」と高らかに宣言されることはありませんでした。

ところが、市販薬依存症の治療はそうはいかないのです。患者の多くは、トラウマ関連精神疾患の様々な症状――フラッシュバックや過覚醒、不安や恐怖、突発的に湧き起こる自殺衝動――や、併存する精神疾患の症状への対処として、いわば自己治療的に市販薬を使用していまず。したがって、断薬は自身の苦痛を悪化させるばかりか、ときには死を引き寄せることさえあります。

実際、市販薬依存症患者のなかには、ODによる呼吸停止や心不全で不本意な事故死に至った者がいる一方で、断薬後にトラウマ記憶のフラッシュバックが悪化し、それがもたらす圧倒的な恐怖と自殺衝動に突き動かされて自ら死を選択した者もいます――それも、縊首など、OD以外の方法で。

最近数年、私が診察室で会ってきた市販薬依存症患者とは、まさにそのような人ばかりでした。そうした臨床経験を積み重ねるなかで、私は薬物依存症治療のあり方や治療目標を根本から考え直す必要に迫られました。いまや薬物依存症治療においては、「薬物をやめる／やめない」よりも、いかにして生き延びてもらうかの方がはるかに優先すべき重要課題となっています。

「ダメ。ゼッタイ。」はもうおしまいにしよう

本章では、ドラッグストアの増加やインターネット販売の規制緩和などにより、市販薬へのアクセスが向上したことと、若者における市販薬乱用・依存の拡大との関係を中心に、様々な問題点や課題を指摘してきました。しかし一方で、多くの人がその利便性の恩恵に浴しており、いまさら昔に後戻りできないと感じているはずです。

何を隠そう、この私からしてそう感じる者のひとりです。汚い話で恐縮ですが、たとえば臀部にできたおできの治療のために抗生物質入り軟膏が必要な場合、店頭で直接購入するのはちょっとした勇気が要ります。というのも、店員や周囲の客から自分がどう見られるのか、「あいつ、きっとケツのおできに悩んでいるんだぜ」と噂されやしないかなどと心配になるからです。しかし、Amazon でポチッとするだけで購入できれば、そうした、いささか被害妄想めいた心配から解放されます。

私は決して「昔に戻れ」とか、「不便さに耐えよ」といいたいのではありません。そうでは

なく、この市販薬乱用禍のいまこそ、わが国の薬物政策を再考すべきである、といいたいのです。

実際、薬物乱用防止教育に携わる人たちにとって、市販薬は、闇のなかから忽然と姿を現した伏兵のような存在です。いきなり現れるや否や、わが国の薬物乱用防止教育のあり方を根底から揺さぶり、子どもたちを前にして演台に立つ彼らの自信を喪失させ、失語症にさせてしまいます。

当然でしょう。これまでわが国の「ダメ。ゼッタイ。」教育において、「薬物に一回でも手を出したら人生破滅」という脅しが一定のインパクトと説得力を持っていたのは、子どもたちに覚醒剤や大麻の使用経験がなかったからです。ところが、今日、わが国で若者に最も多くの健康被害をもたらしている薬物は、「一回使っても人生が破滅しないことを実体験済み」の身近な医薬品です。もはや大人たちの嘘は通用しません。

これまで何度もいってきたことですが、純粋に医学的に見るかぎり、薬物には「よい薬」も「悪い薬」もなく、あるのは、「よい使い方」と「悪い使い方」だけなのです。そして忘れてはならないのは、「悪い使い方」をする人は何らかの困りごとを抱えている、ということです。

若者たちの市販薬乱用が広がっている現在、薬物乱用リスクの高い子どもは、同時に、自殺ハイリスク集団であるとの認識が必要です。従来の、「ダメ。ゼッタイ。」といったキャッチコピーに象徴される、逸脱や非行・犯罪を防ぐ文脈で行われてきた薬物乱用防止教育は、もうおしまいにすべきでしょう。これからは「悩んでいる子どもが安心してＳＯＳを出せる社会」を目指し、自殺予防教育と合流するべきではないか？――私はそう考えています。

文献

1 松本俊彦「最近の危険ドラッグ関連障害患者における臨床的特徴の変化――全国の精神科医療施設における薬物関連障害の実態調査：二〇一二年と二〇一四年の比較」『精神神経学雑誌』一二〇(五)、二〇一八
2 松本俊彦「十代における市販薬乱用・依存――自傷と自殺のあいだ」『小児の精神と神経』六四(一)、二〇二四
3 宇佐美貴士、松本俊彦「一〇代における乱用薬物の変遷と薬物関連精神障害患者の臨床的特徴」『精神医学』六二(八)、二〇二〇
4 小木田泰弘「一〇兆円を射程に、二〇二〇年度の国内ドラッグストア市場規模は八兆三六三億円！」DIAMOND Chain Store Online (https://diamond-rm.net/retaildata/79342/)
5 「ドラッグストア経営に必要なこととは？　現状や開業の流れについても解説」『マイナビ薬剤師』(https://pharma.mynavi.jp/knowhow/preparation/drugstore-management/)
6 薬読「【二二年度登録販売者試験】合格者再び三万人割れ〜全国的に受験者数が減少」『マイナビ薬剤師』(https://yakuyomi.jp/industry_news/20230130a/)
7 厚生労働省「セルフケア・セルフメディケーション推進に関する有識者検討会」
8 厚生労働省「セルフメディケーション税制(特定の医薬品購入額の所得控除制度)について」
9 ツギノジダイ「【パブロン】ケシの殻から始まった咳止め　『早め早め』でトップシェア」(https://smbiz.asahi.com/article/14617432)
10 妹尾栄一、森田展彰、斎藤学ほか「市販鎮咳剤の乱用に関する社会精神医学的研究――成分変更にともなう乱用動態の変化」『精神神経学雑誌』九八(三)、一九九六
11 厚生労働省「濫用等のおそれのある医薬品の成分・品目及び数量について」
12 井艸恵美「市販薬の『大量服用』に依存する人の切実な実態　販売規制や啓蒙教育だけでは防止できない」『東洋経済ＯＮＬＩＮＥ』

13 厚生労働省「濫用等のおそれのある医薬品の改正について」
14 Usami, T., Okita, K., Shimane, T., Matsumoto, T., "Comparison of patients with benzodiazepine receptor agonist-related psychiatric disorders and over-the-counter drug-related psychiatric disorders before and after the COVID-19 pandemic: Changes in psychosocial characteristics and types of abused drugs," *Neuropsychopharmacology Reports*, 44(2), 2024
15 朝日新聞「せき止め大量摂取か、女性死亡　昏睡状態で放置容疑の医師ら逮捕」二〇二二年六月二七日
16 京都新聞「死亡女子高生と二容疑者は『オーバードーズ』仲間　滋賀・守山の誘拐事件」二〇二一年一二月一四日
17 厚生労働省「医薬品、医療機器等の品質、有効性及び安全性の確保等に関する法律　施行規則第一五条の二の規定に基づき濫用等のおそれのあるものとして厚生労働大臣が指定する医薬品の一部を改正する件(案)」に関するパブリック・コメント(案件番号495220158)
18 一般社団法人日本医薬品登録販売者協会編『医薬品登録販売者、結集せよ――ウェルビーイングカタリストを目指して』評言社ＭＩＬ新書、二〇二三
19 日経メディカル「ＯＴＣ薬の過量服薬による救急搬送、コロナ禍で二・三倍に」二〇二一年五月一六日
20 厚生労働省「医薬品の販売制度に関する検討会」
21 厚生労働省「医薬品の販売制度に関する検討会　とりまとめ」
22 渋井哲也「《松戸市・女子高生転落死》『お前なんか生まなければ良かった』と…悲劇の連鎖を止めるために必要なこと」文春オンライン、二〇二三

第8章　処方薬　医療へのアクセス向上が作り出す依存症

「選択的に」忘れられる薬害

自らも回復した依存症当事者である米国の依存症専門医カール・エリック・フィッシャーは、著書のなかでこう述べています。

「最大規模の薬害——依存症を含む——は、ほぼ必ず合法な製品により引き起こされるという事実は、繰り返し、そして『選択的に』忘れられている[1]」

第1章でも引用した言葉ですが、改めてこの事実を確認しておきたいと思います。その例はいくつでも挙げることができます。たとえば、英国におけるジン・クレイズ(第3章参照)、それから、清朝において侵略戦争の原因ともなったアヘンもそうです(その当時、アヘンはアルコールと同様、節度をもって使えば有用な医薬品と考えられ、事実、英国では薬局で市販されていたばかりか、子どもの夜泣き止めとしても用いられていました)。そして今日、北米のオピオイド危機は、決して違法なヘロインではなく、オキシコドンやフェンタニルといった医療用麻薬によって引き起こされています。これらに加えて、前章でとりあげた、わが国の市販薬乱用禍を挙げてもよいでしょう。

それにもかかわらず、為政者はそのことを「選択的に健忘」し、違法薬物の取り締まりや乱用防止啓発に巨額の予算を投じ続けています。あまつさえ、当の為政者が肝心の自分の問題に気づいていないことすらあります。

フィリピンのドゥテルテ前大統領がよい例です。彼は、超法規的な麻薬撲滅対策によって、就任後半年でおよそ六〇〇〇人の麻薬密売者を裁判にもかけないまま殺害しました。しかし、当の本人は、若い頃に起こしたオートバイ事故の後遺症に対して処方されていた医療用麻薬フェンタニル(ヘロインの何十倍も強力なオピオイドです)を乱用していて、そのことに気づいた医師から処方を中止されています。[2] おそらく彼は、よもや自分が麻薬を乱用している、ましてや、依存症かもしれないなどとは微塵も考えなかったことでしょう。

まあよくある話です。人間は、「よそ者」が使う見慣れぬ薬物に対しては厳しく非難し、舌鋒鋭く糾弾する一方で、自分を含む「身内」が使う身近な薬物には不思議と寛容で、少々不適切な使用をしていても穏便にすませ、さらには同情さえするものです。

本章では、その身近な薬物として、医師から処方される医薬品=処方薬をとりあげます。もっとも、世界的には処方薬乱用といえば、何といっても医療用麻薬ですが、さいわいにもわが国の場合、現時点では、医療用麻薬の乱用は海外のような深刻な事態にはなっていません。その代わり睡眠薬・抗不安薬といった、精神科領域の処方薬の乱用は、最近二〇年あまり一貫して問題であり続けています。ですから、ここでいう処方薬とは、睡眠薬・抗不安薬のことを意味します。

睡眠薬・抗不安薬依存症とは?

睡眠薬・抗不安薬依存症の実態

第1章で紹介した、「二〇二二年　全国の精神科医療施設における薬物関連精神疾患の実態調査」(以下、病院調査)[3]の結果を再び振り返ってみましょう。その調査結果によると、今日、睡眠薬・抗不安薬は、薬物依存症臨床における中心的問題の一つであることがわかります。

この調査で、全国から収集された薬物関連精神疾患症例を、主乱用薬物別に分類すると、最も患者数が多い乱用薬物は覚醒剤(四九・七パーセント)で、次いで睡眠薬・抗不安薬(一七・六パーセント)、市販薬(一一・一パーセント)、大麻(六・三パーセント)という順になっています(第1章・図1-1)。

しかし、この調査で収集された症例のなかには、「もう長いこと薬物は使っていないが、後遺症の治療、ないしは断薬維持のために精神科通院を続けている」という患者も含まれています。そうした患者は、すでに「やめられない、止まらない」という依存症の状態を脱していて、厳密な意味では薬物依存症治療の対象ではなくなっています。

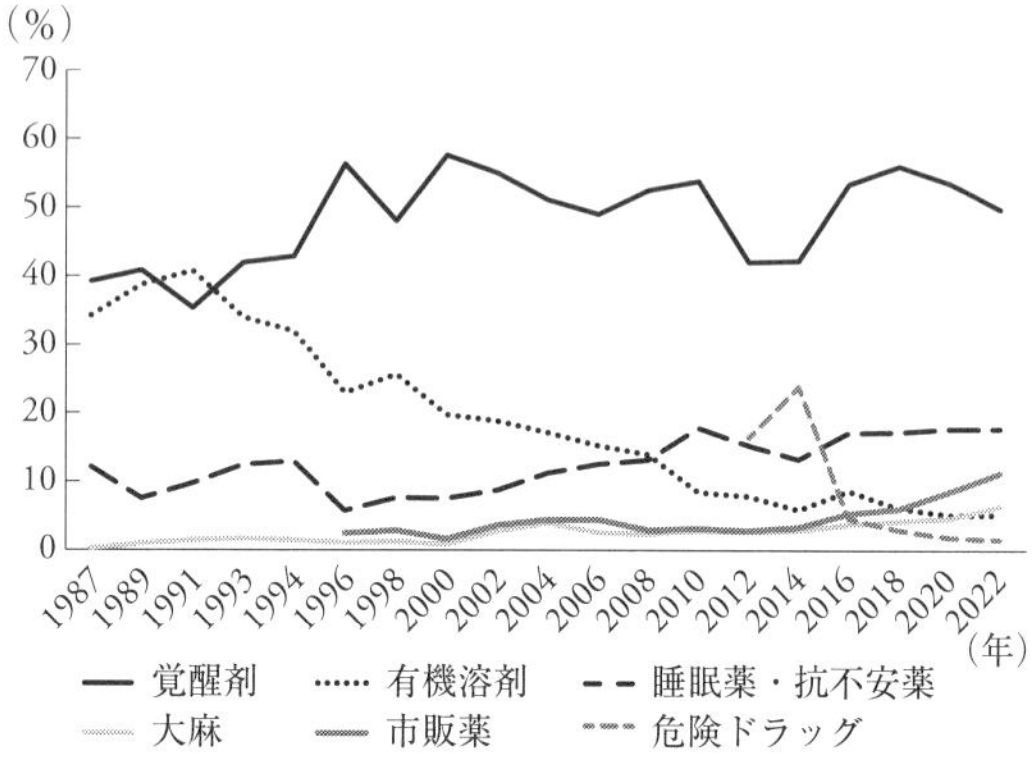

図8-1　病院調査　主乱用薬物の割合に関する経年的推移

そこで、全症例中、過去一年以内に薬物使用が認められる症例だけをピックアップし、主乱用薬物の割合を出し直すと、一位と二位の順序が入れ替わります。つまり、最も多い薬物は睡眠薬・抗不安薬(二八・七パーセント)で、僅差で覚醒剤(二八・二パーセント)が続き、以下、市販薬(二〇・〇パーセント)、大麻(七・八パーセント)という順になるのです(第1章:図1-2)。

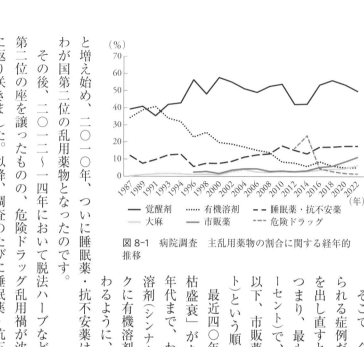

最近四〇年弱を振り返ると、様々な乱用薬物の「栄枯盛衰」がありました(図8-1)。思えば、一九八〇年代まで、わが国において薬物といえば覚醒剤と有機溶剤(シンナー)でした。ところが、一九九一年をピークに有機溶剤依存症患者が減少し始め、それと入れ替わるように、睡眠薬・抗不安薬依存症患者がじわじわと増え始め、二〇一〇年、ついに睡眠薬・抗不安薬は有機溶剤を追い抜いて、覚醒剤に次ぐ、わが国第二位の乱用薬物となったのです。

その後、二〇一二~一四年において脱法ハーブなどの危険ドラッグ乱用禍があり、一時的に第二位の座を譲ったものの、危険ドラッグ乱用禍が沈静した二〇一六年以降、再び第二位の座に返り咲きました。以降、調査のたびに睡眠薬・抗不安薬依存症患者の数、および全薬物依存症患者における割合は増加し、今日の状況となっています。

なお、ここでいう睡眠薬・抗不安薬は、ベンゾジアゼピン系もしくはその近縁の薬剤とほぼ同義です。本章では、これを一括してベンゾジアゼピン受容体作動薬(以下、ベンゾ類と略します)と呼びたいと思います。

患者の心理社会的背景

私が睡眠薬・抗不安薬依存症と診断する患者には、不眠や不安を主訴とする健康問題に対して定められた治療量を服用している人は含まれていません。典型的な患者は、連日、規定量の一〇〜三〇倍もの薬剤を、それこそ昼夜を問わず服用しており、大半は、複数の医療機関から保険診療にもとづく処方を介して入手しています。一部、自費診療や個人輸入というかたちで入手している人もいますが、その場合、価格が非常に高くなり、かなり大きな経済的負担を強いられます。

それでは、どのような人が睡眠薬や抗不安薬を乱用しているのでしょうか?

まず、睡眠薬・抗不安薬依存症患者は、女性に多い傾向があります。覚醒剤や大麻といった違法薬物の場合、患者の大半は男性なのですが、処方薬や市販薬などの医薬品の場合には、患者は圧倒的に女性が中心となります。

それから、年代としては三〇〜四〇代にピークがあります。同じ医薬品である市販薬の依存症患者では、同じ女性でも一〇〜二〇代に多いのと対照的です。[3] もしかすると、これには、継続的就労や結婚などによって保険証を自由に使えるようになる年代かどうかが、乱用薬物の選択に影響しているのかもしれません。

睡眠薬・抗不安薬依存症患者は、覚醒剤などの違法薬物の依存症患者に比べて学歴が高く、犯罪歴を持つ人が非常に少ない傾向があります。犯罪歴の少なさには、乱用薬物が違法なものではないことも影響しているでしょうが、いずれにしても、こうした生活背景を見るかぎり、一般の人々と変わらないプロフィールを持つ人たちといってよいでしょう。

受診のきっかけ

病院受診のきっかけとなる精神医学的な状態像にも特徴があります。たとえば覚醒剤依存症患者の場合、逮捕をきっかけに受診するか、さもなければ、幻覚や妄想といった精神病症状を契機として医療機関につながる傾向があります。ところが、睡眠薬・抗不安薬の場合はそれとは異なります。というのも、睡眠薬・抗不安薬の所持や使用で逮捕されることはありませんし、ベンゾ類の薬理学的特性上、覚醒剤のように精神病を惹起するようなこともないからです。

睡眠薬・抗不安薬依存症患者の依存症専門外来受診のきっかけには、いくつかのパターンがあります。仕事中の居眠りや自動車事故などで薬物乱用が発覚し、周囲から強く受診を勧められるパターン、また、複数の医療機関からベンゾ類の処方を受けていることが発覚し、医師から処方してもらえなくなって受診を決意するパターン、あるいは、連日、何軒ものクリニックをはしごして薬を集める生活に疲れ、「生き方を変えたい」と決意して受診するパターンがあります。

さらに、救命救急センターの医師から指示されて受診するパターンもあります。そのような場合、大抵は、年末年始や大型連休といった医療機関の休診が続く時期に、手持ちのベンゾ類が不足し、けいれん発作などの離脱症状が出現して救急搬送されたことが、契機となります。

乱用薬の種類と依存症への進展

それでは、乱用頻度の高いベンゾ類とはどのような薬剤でしょうか？

私たちが隔年で行っている病院調査[3]では、ベンゾ類を主乱用薬物とする患者が、実際にどのような薬剤を選択しているのかを調べています（表8-1）。結果は毎回同じであり、乱用頻度の高い薬剤は多い順に、エチゾラム（商品名「デパス」など）、ゾルピデム（商品名「マイスリー」など）、フルニトラゼパム（商品名「サイレース」など）、トリアゾラム（商品名「ハルシオン」など）です。これら四薬剤はいわば「乱用ベンゾ類四天王」ともいうべき存在で、四薬剤内部での順位の入れ替えがあるにしても、他のベンゾ類とは比較にならないほど多くの乱用患者によって選択

表 8-1　2022年病院調査　睡眠薬・抗不安薬を主たる薬物とする症例における薬剤の内訳（N＝435）

薬　剤	度　数	%
エチゾラム	137	31.5
ゾルピデム	103	23.7
フルニトラゼパム	93	21.4
トリアゾラム	37	8.5
ブロマゼパム	28	6.4
アルプラゾラム	22	5.1
ブロチゾラム	21	4.8
ロラゼパム	21	4.8
クロナゼパム	12	2.8
ニトラゼパム	10	2.3
ジアゼパム	9	2.1
エスゾピクロン	9	2.1
ゾピクロン	7	1.6
エスタゾラム	6	1.4
クロキサゾラム	5	1.1

されています。
この四薬剤、薬理作用の効力が強いだけでなく、「切れ味のよさ」が共通しています。つまり、血中濃度の上昇が早く、その後、比較的すみやかに血中濃度が低下するわけです。このため、患者は効果の発現を自覚しやすく、しかも、翌朝に眠気の持ち越しがありません。当然、患者からの評判はよいのですが、実はこういった性質を持つ薬剤こそが依存性が強いのです。実際、乱用者のあいだでは一種の「ブランド化」がなされて人気を集めています。

睡眠薬・抗不安薬依存症患者は、最初からベンゾ類を不適切に使用しているわけではありません。最初は処方通りに服用しているのですが、たとえば人間関係の悪化や様々なストレスに曝されるなかで、一錠、二錠……と徐々に乱用を進行させていきます。とりわけ、トラブルを抱えつつも誰にも相談できない（あるいは、相談できる人がいない、もしくは、相談してはいけないと自身が思い込んでいる）ような孤立無援の状況では、薬に頼って乗り切ろうという発想になり、依存症に陥りやすい傾向があります。

ちなみに、自身の臨床経験からいうと、睡眠薬・抗不安薬を定時薬として処方通り服用する人よりも、いわば頓用薬として、「つらいときだけ服用する」という服薬方法を好む人の方が依存症へと発展しやすい、という印象があります。患者自身は、頓服使用する理由として、「毎日使うと依存しそうだから」「癖になるのが嫌だから」と考えているようです。しかし、医師に自身を委ねることができず、「自力で頑張る」「自分でコントロールする」といった姿勢、そして自分の決断と行動によって気分の改善を引き起こすという成功体験の積み重ねが、実は依存症との親和性が高いのです。

睡眠薬・抗不安薬依存症の治療

一般に睡眠薬・抗不安薬依存症の治療は、覚醒剤依存症よりもはるかに手がかかります。覚醒剤依存症ならば、大抵、通院治療だけでこと足りるのですが、睡眠薬・抗不安薬の場合には、ほとんどのケースで入院が必要となります。というのも、ベンゾ類のような中枢神経抑制薬(俗にいう「ダウナー系ドラッグ」)の場合、覚醒剤のような中枢神経興奮薬(俗にいう「アッパー系ドラッグ」)とは異なり、強力な身体依存を形成しているために、解毒や減薬にあたっては慎重な離脱症状の管理が必要となるからです。

なお、身体依存とは、アルコールやオピオイド、ベンゾ類などの中枢神経抑制薬に特徴的な症候で、その存在は耐性と離脱症状によって確認されます。耐性とは、外部からくりかえし投与される薬物の抑制作用に馴化すべく、中枢神経系がその活動基準値を興奮状態へと高める結果、当初と同じ効果を発揮するのに必要な薬物量が次第に増えていく現象を意味します。一方、離脱症状とは、高度な耐性を生じた段階で、急に中枢神経抑制薬の中止・減量をすると、抑制を解除された中枢神経系がリバウンド的に興奮状態を呈してしまう現象のことです。ベンゾ類の場合には、焦燥感や不安感、四肢の振戦(ふるえ)、けいれん発作などの離脱症状を生じます。

すでに述べたように、睡眠薬・抗不安薬依存症患者の多くは、規定の一〇〜三〇倍もの大量のベンゾ類を連日服用しているので、いきなり中止すると、激しい不安・焦燥に駆られ、断薬・減薬に対する恐怖感に襲われます。その結果、一瞬にして治療意欲は霧散し、「もうやめるのはやめた」と翻意してしまうのです。なかには自分で錠剤を五分の一とか、六分の一とかに分割して漸減を試みる人もいますが、常習的に大量使用している人が自力で減薬するのはかなり困難であり、成功する可能性はきわめて低いでしょう。そこで、入院という安全な治療環境に身を置いてもらい、乱用しているベンゾ類の総量を等価換算した薬剤の錠剤をすべて粉砕し、離脱症状が出ないように緩徐かつ丁寧に漸減していく必要があります。

また、同じ薬物依存症でも、治療目標が覚醒剤依存症とは異なります。覚醒剤依存症の場合、「完全に覚醒剤を断つ」ことが目標となりますが、睡眠薬・抗不安薬の場合には、ひとまずは「医師の管理下でベンゾ類を含む処方薬を適正に服用する」ことを目標とします。

これには、睡眠薬・抗不安薬依存症患者の多くが、覚醒剤依存症患者とは異なる動機から薬物を使用し始めることが関係しています。私たちは、薬物初回使用動機に関してベンゾ類依存症患者と覚醒剤依存症患者との比較を行っていますが、[4] その結果によれば、覚醒剤依存症患者の多くは、「誘われて」、あるいは「好奇心・興味から」「刺激を求めて」といった動機から薬物の初回使用に至っていました。一方、睡眠薬・抗不安薬依存症患者の場合、大半が「不眠の軽減」「不安の軽減」「抑うつ気分の軽減」という動機から薬物使用を開始していたのです。つまり、睡眠薬・抗不安薬依存症患者の多くは、好奇心や快感を求めて使用しているのではなく、苦痛を緩和するために薬物を使ったわけです。

さらにいえば、初回使用のきっかけとなった不眠や不安、抑うつ気分の多くは、うつ病や不安障害といった精神疾患の症状であり、そして初回使用というのは、まさに精神科での治療であったりするわけです。要するに、患者の多くは、依存症とは別に治療すべき精神疾患を抱えていて、それに対する精神科薬物療法が別途必要である、ということです。当然、できるだけベンゾ類以外の薬剤で治療を試みますが、なかには、どうしても最低限のベンゾ類を服用しなければならない患者もいます。

睡眠薬・抗不安薬依存症の周辺

依存症を作り出す精神科治療の特徴

前述したように、精神科治療をきっかけとして初めて睡眠薬・抗不安薬を経験したとするならば、精神科治療のプロセスで依存症が発症する可能性はないでしょうか?

実は、そうした現象が起こる可能性は大いにあります。二〇一一年に行った古い調査ではありますが、私たちは、同年のある一カ月間に東京都、神奈川県、埼玉県にある四カ所の薬物依存症専門病院を受診した、睡眠薬・抗不安薬依存症患者全八七名を対象として、睡眠薬・抗不安薬依存症の発症と精神科治療経験との関係について調べました。[5] その結果、睡眠薬・抗不安薬依存症患者の八八・五パーセントが精神科医療機関から乱用薬物を入手していること、そして、八三・九パーセントが、うつ病などを主訴として精神科で治療を受けている経過中に睡眠薬・抗不安薬依存症を発症していることがわかったのです。

それでは、依存症を発症した患者は、薬物依存症専門外来を受診する以前に、一般精神科でどのような治療を受けていたのでしょうか？　私たちは実態を明らかにすべく、さらに睡眠薬・抗不安薬依存症患者に対して、以前受けていた一般精神科における治療内容について追加の質問を行いました。

すると、診察に要する時間や診察頻度、あるいは併用されていた薬物療法以外の心理社会的治療（心理士によるカウンセリングや、デイケア、作業療法など）には、これといった特徴はなく、むしろ至って常識的、「今日の保険診療の枠組みではこんな感じだよね」という内容でした。

しかし、精神科主治医の処方行動には議論の余地があるように感じました。というのも、精神科治療経過中に依存症を発症した患者の七一・二パーセントが、当該医療機関で「依存症になる危険がある薬剤（患者の病態には不適切な高力価・短時間作用型薬剤や、乱用者のあいだでブランド化されている薬剤）の処方」を受けており、六八・五パーセントが「薬剤を貯めている可能性を顧慮しない漫然とした処方」（たとえば、四週間分処方したのに二週間後に来院し、再度四週間分の処方を受ける、といったフライング処方など）を受けており、そして四七・九パーセントは「複数のベンゾ類併用療法」や「規定量を超えた大量処方」を受けていたからです。さらに、四三・八パーセントはなんと「診察なしの処方」を受けていました。

もちろん、この結果をもって「ダメな治療」と断じることはできません。なにしろ、情報源は依存症患者本人です。自己申告バイアスが混入する余地は十分にあります。また、「依存症になる危険がある薬剤の処方」「多剤併用療法」「大量処方」についても、患者の病態、あるいは、治療経過上の様々なプロセスと悪戦苦闘するなかで、やむを得ずそのような結果になった可能性もあります。

とはいえ、そのような点を考慮しても、「薬剤を貯めている可能性を顧慮しない漫然とした処方」や「診察なしの処方」については、いかなる事情があろうとやはり問題です。いうまでもないことですが、フライング処方をくりかえし求めてくる患者は、処方量以上に多く服用しているか、さもなければ、貯め込んでいるか、誰かに横流ししている可能性があります。それから、診察なしで処方を求める患者には、医師との対面を躊躇する、何らかの「後ろ暗い」事情があると考えるべきですし、何よりも「無診療投薬」は医師法に違反する行為です。

自殺行動との関係

睡眠薬・抗不安薬が引き起こす問題は、依存症だけにとどまりません。なかでも、過量服薬による自殺行動は重大な問題です。

一九九〇年代後半以降、わが国では都市部を中心に、精神科診療所数の増加、ならびに精神科通院患者の増加に伴い、精神科治療薬の過量摂取による自殺企図で救急搬送される患者も増えてきました。こうした患者の大半が、ベンゾ類を過量摂取していたことがわかっています[6,7]。

もちろん、ベンゾ類の過量服薬そのものは比較的致死性の低い行動であり、それが直接的死因となることはまれではありません。しかし、過量服薬の危険性は、大量のベンゾ類が引き起こす「酩酊」にあります。酩酊は、抑制を解除して衝動性を高め、死や痛みに対する恐怖感を弱めて、しらふではとても考えられないような行動を惹起することがあります。したがって、もともと自殺念慮がありながらも、遺される人たちへの責任や思い、あるいは、死や痛みに対する恐怖がブレーキとなっていた人に対して、そのブレーキを解除しやすくする作用があるわけです。いや、それどころか、酩酊にはものの考え方、感じ方を自暴自棄的なものへと変質させる性質もあり、その人が抱える「つらい」という気持ちを「死にたい」へと変容させてしまう危険性もあるのです。

私たちが行ってきた心理学的剖検研究（自死遺族を情報源とする自殺既遂者の実態調査）では、最期の行動におよぶ直前まで精神科治療を受けていた自殺既遂者の多くが、最終的な致死的行動（縊首や飛び降りなど）の直前に処方薬を過量摂取していたことがわかっています[8]。

この結果は、過量服薬による酩酊が脱抑制状態や衝動性の亢進をもたらし、そのような状況のなかで縊首などの致死的行動が引き起こされた可能性を示唆しています。これはとても皮肉な話です。患者の主治医を務めていた精神科医にしてみれば、おそらくは患者の健康や命を守ろうとして治療薬の処方をしていたはずなのに、結果的には、「崖っ縁に立つ人の背中を押す」効果を発揮することとなってしまった、という可能性も否めないからです。

なぜベンゾ類はかくも問題となったのか

精神科医療へのアクセス向上による功罪

それにしても、なぜベンゾ類は、薬物依存症臨床においてかくも問題となったのでしょうか？　少なくとも三〇年前、私が薬物依存症臨床にかかわりはじめた当時、ベンゾ類の依存症患者は、皆無ではなかったものの、比較的めずらしかったように記憶しています。

おそらく当時はまだ精神科受診に対する抵抗感が強く、通院患者も少なかったのでしょう。そもそも、精神科医からして少なかった気がします。いまでこそ精神科は、医学生のあいだで人気のある診療科の一つとなりましたが、私の学生時代、同級生を見わたしても精神科志望者はかなりの少数派、ともすれば同級生から「変わり者」と見なされかねない風潮がありました。

いまでも思い出すのは、私がまだ研修医時代、正月か何かの親族が集まる場で、父親から「研修医が終わったら、おまえは一体何科に進むつもりだ？」と聞かれたときのことです。私が「精神科に進むつもりだよ」と答えたら、父親はしばらく黙り込み、ややあってからこういいました。「頼むから医者になってくれ」。要するに、一般の人たちのあいだでも、精神科医は医者のうちにカウントされていなかったのです。その場に居合わせた親戚も、「精神科じゃ、私たちが将来病気になったとき助けてもらえないし、相談もできない」と口々に声をあげ、私に変節を迫ったものでした。

しかし、変節したのは親戚の方でした。いまや親戚の集まりでは自分が服用する睡眠薬や抗不安薬に関する情報を相互に交換し、「あれがよい」「いや、それはよくない」などと会話する声が耳に入ってきます（大抵、私は聞こえないふりをしていますが……）。実際、精神科に通院しているか否かはともかく、高齢になった親戚のなかで、かかりつけ医から睡眠薬や抗不安薬を処方してもらっていない人の方がむしろまれ、という状況です。

時代の変化は街を歩いていても気づきます。ある程度の規模の駅ならば、駅前のビルには必ずメンタルクリニックが入っています。私などは「ああ、もはや自分が開業できるエリアは残っていないいな」といささか悲観的になりますが、ともあれ、確実に精神科医療への敷居は低くなり、多くの人々が気軽に精神科医療にアクセスし、そして、ベンゾ類という薬物を経験しているわけです。

医療者の問題意識の乏しさと薬事行政の「黒歴史」

そもそも、私たち医療者からしてベンゾ類に対して無邪気すぎた気がします。一九九〇年代前半、私が研修医として大学病院での勤務を始めた頃、病棟における薬剤管理はきわめてずさんでした。退院患者が持ち帰らずに残していった、入院中の不眠時頓用薬が、ナースステーションの至るところに転がっていたのを覚えています。

こうした残薬は、本来、廃棄するなり、病院薬剤部に返却するなりすべきところなのですが、当時はまだ、医療者がそれを勝手に持ち帰ることが黙認されていました。ですから、医師や看護師は簡単にベンゾ類を入手でき、しかも、ごく気軽に服用していたように思います。実際、睡眠薬・抗不安薬の服用を躊躇する患者に対して、「大丈夫、私なんか毎日服用していますよ」

とあっけらかんと告白し、患者の背中を押す医師さえいました。

こうした悪しき伝統、ベンゾ類に対する緊張感のなさも、わが国の睡眠薬・抗不安薬の歴史を振り返ると、理解できる面があります。

現代の感覚では信じがたいことですが、わが国には、睡眠薬・抗不安薬が堂々と市販されていた時代があるのです。[9] 一九七二年に市販が規制される以前の話です。具体的な薬剤を挙げると、ブロモバレリル尿素などのウレイド系(商品名「カルモチン」)、メプロバメート(商品名「アトラキシン」など)、メタカロン(商品名「ハイミナール」)、サリドマイド(商品名「イソミン」)、そしてバルビツレート酸系の睡眠薬……いずれも今日のベンゾ類よりもはるかに危険で、依存性が強い薬剤です。それから、最初期のベンゾ類であるクロルジアゼポキサイド(商品名「コントール」)も市販されていました。

松枝亜希子の論文でも取り上げられている[9]当時の市販睡眠薬・抗不安薬の広告をみると、あまりの脳天気さに呆気にとられます(図8-2〜4)。「文化人病・都会人病の新しい薬」「奥様のイライラ……ノイローゼを追放して家庭を明るくする薬」「心は日本晴れ!」……まるで栄養ドリンクか、何か詐欺めいたサプリの宣伝と見紛うばかりです。

それだけではありません。すでに一九五〇年代末以降、多くの医師たちが新聞などのメディアを通じて依存性に関する警鐘を鳴らし、また、そうした依存症罹患症例を学術論文として報告していたにもかかわらず、[10] 国も企業も驚くほど呑気に構えていました。なるほど、催奇性が判明したサリドマイド、そして、睡眠薬遊びと自殺目的の使用が社会問題となったメタカロンこそ、さすがに販売停止となりましたが、メプロバメートについては形式的な注意喚起や市販自粛要請をするにとどまり、実際には市販を許容するかのごとく事態を放置していました。率直にいって、これはわが国の薬事行政における「黒歴史」といってよいでしょう。

しかし、一九七一年、事態は急転直下を迎え、一気に睡眠薬・抗不安薬の市販は規制されていきました。それには二つの出来事が強く影響しました。一つは、一九七一年二月に国連で採択された「向精神薬に関する条約」においてこれらの市販薬含有成分が規制対象となったことです（その後、国内法を整備し終えた一九九〇年、日本もこの条約を批准することとなります）。そして

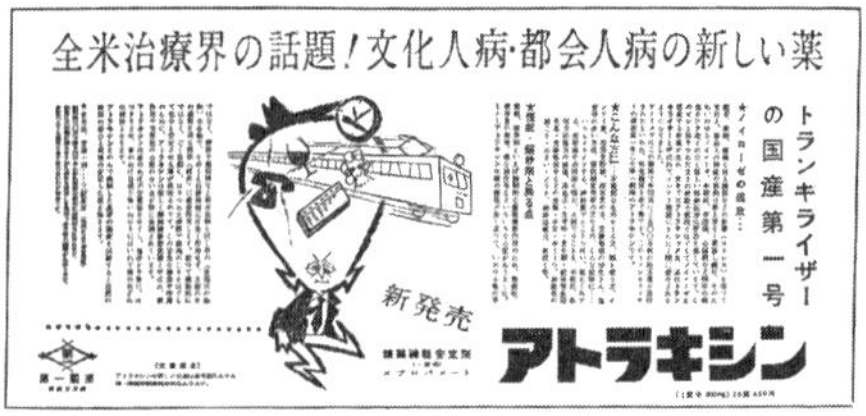

図 8-2　メプロバメートの広告

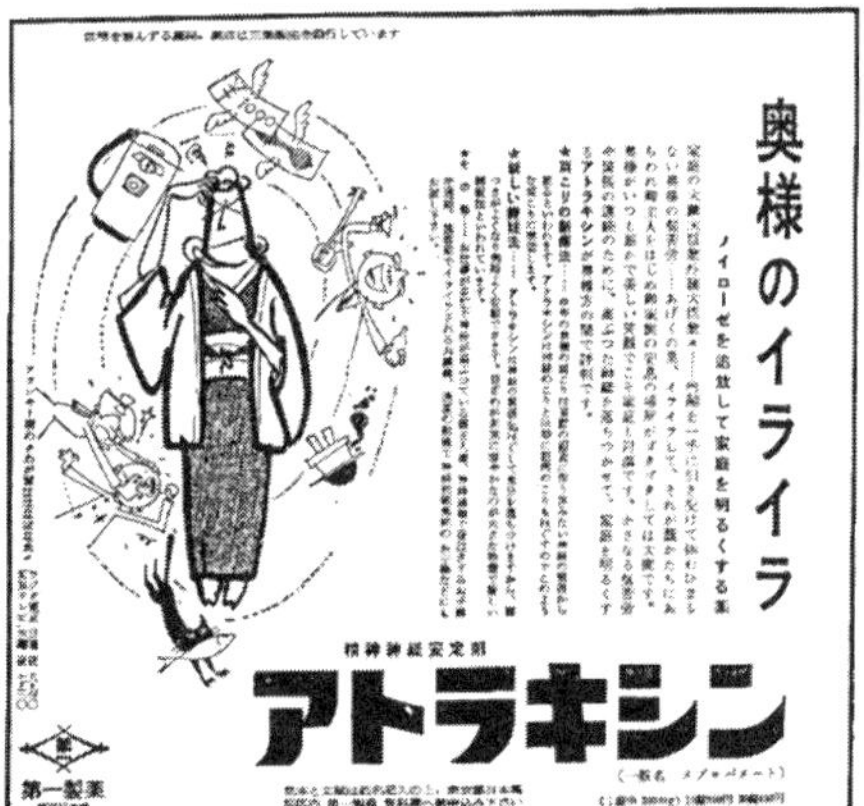

図 8-3　メプロバメートの広告

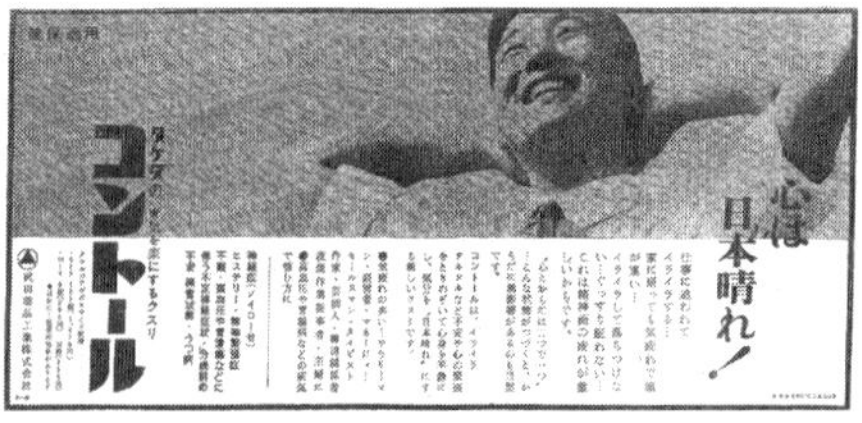

図 8-4　クロルジアゼポキサイドの広告

もう一つは、一九七一年一二月に、京都大学医学部附属病院精神神経科の川合仁医師が、「メプロバメート製剤の販売中止と回収を求める要望書」を厚生省と製薬企業に送達し、それが新聞に掲載されて、ちょっとした騒ぎになったことです。[9] つまり、国連と世論に強く背中を押され、ようやく国は重い腰を上げ、遅ればせながら、「睡眠薬・抗不安薬の購入には医師の処方箋が必須」であると定めたのでした（ちなみに、第7章でも言及しましたが、ブロモバレリル尿素については現在もなお市販されていて、これは依然として不可解きわまりない現象です）。

このような薬事政策上の改革を経て、ベンゾ類は、比較的安全な薬剤と見なされるに至ったことでしょう。なにしろ、かつて市販されていた睡眠薬・抗不安薬の大半よりもはるかに安全ですし、しかもそれは、処方箋がなければ入手できないわけです。二重の意味で安全……そう考える医療者が多かったとしても、まあ無理もない、という気がします。

もっとも、現実には、早くも一九八〇年代初頭に、欧米においては、ベンゾジアゼピンの安全性に関する疑義が持ち上がり、その依存性や様々な離脱症状に関する報告が相次いでいたのです。しかし、残念ながらそれはわが国には届いていませんでした。少なくとも私の印象ではそうでした。実際、一九八〇年代の終わり、医学生時代に私が読んだ薬理学の教科書には、ベンゾ類以前の、古い睡眠薬・抗不安薬の危険性だけがしきりと強調されていました。

対策の功罪と精神科医療の課題

「四面楚歌」の精神科医

二〇一〇年――前述したように、この年の病院調査において睡眠薬・抗不安薬は、有機溶剤を抜いて、覚醒剤に次ぐ第二位の乱用薬物になりました。その当時、私は、現在の職場において薬物依存部門とともに自殺対策部門も兼務していて、国内各地の救命救急センターに赴いては、医療スタッフ研修会の講師として登壇する機会がたびたびありました。

いま振り返っても、これはなかなかきつい体験でした。精神科医である私は、救急医から敵意を向けられている、という被害妄想に苛まれながら、講義をしなければならなかったからです。

いや、被害妄想ではなかったかもしれません。というのも、彼らは多数の睡眠薬・抗不安薬の過量服薬による救急搬送患者の対応に忙殺されていて、そうした患者のほぼ全例が精神科通院中だったからです。おそらく彼らは、精神科医による漫然とした多剤大量療法の「尻拭い」をさせられていると、日々憤りを感じていたはずです。

実際、ある救急医からこういわれたことがありました。曰く、「私は精神科の患者が嫌いですが、それ以上に精神科医が嫌いです」。あるいは、意地の悪い質問が飛んでくることもありました。曰く、「精神科医が増えても自殺は減らないのはなぜでしょうか?」。当時、わが国の自殺者総数が三万人台に高止まりした状態が続く時期でした。私は返す言葉がなかったのを覚えています。

既視感のある体験でした。薬物依存症患者の治療で連携してきた、民間薬物依存症リハビリ施設「ダルク」の施設長からは、かねてより「精神科医って白衣を着た売人ッスよねぇ」と嫌味をいわれていたからです。これもまた否定しようのない嫌味でした。というのも、せっかく覚醒剤をやめたのに、今度は、精神科医から処方された睡眠薬・抗不安薬にハマって、以前よりも大変な状況に陥っている、といった薬物依存症患者は、現実にちらほら存在したからです。

要するに、ここに今度は救急医も加わったわけです。精神科医は文字通り「四面楚歌」の状況だな、と感じたのでした。

国の対策

ここまで述べてきた一連のベンゾ類問題に対して、二〇一二年以降、ようやく国も様々な対策を打ち出してきました。まず、二年に一回行われる診療報酬改定のたびに、睡眠薬・抗不安薬の多剤処方や漫然とした長期処方に対する減算(医療機関が健康保険組合などに請求できる金額が少なくなること)が強化されるようになりました。それから、二〇一六年には、これまで向精神薬扱いされておらず、そのため処方日数に制限がなかったエチゾラムが、ようやく向精神薬に指定され、それに伴って処方日数も三〇日分という上限が定められました。なお、このエチゾラムは、適応症が広く、ひとりの患者に複数の診療科から重複して処方されていることでも問題となっていた薬剤です。[11]

さらに二〇一七年三月には、医薬品医療機器総合機構（PMDA）は、「医薬品適正使用のお願い」として、ベンゾ類の依存性に関する注意喚起を行いました。[12]

しかし、こうした対策がどこまで効果があったのかはわかりません。多剤処方による診療報酬減算については、確かに多剤処方は減少したものの、逆に単剤大量処方が増え、ベンゾ類の処方総量には変化がなかった、という報告もあります。[13]

それから、エチゾラムの向精神薬指定の効果についていえば、病院調査においてエチゾラムは依然として最も乱用患者が多いベンゾ類であることに変わりはありません。ただし、かつてのような「圧倒的首位」ではなくなりました。その代わり、「同じ三〇日上限ならばこちらの方がよい」とばかりに、近年、ゾルピデムを乱用する患者が増えていて、エチゾラムを追い越そうとする勢いです。[14]

ちなみに、実は、エチゾラムやゾルピデムは、化学構造という点では狭義のベンゾジアゼピンとは異なり、特にゾルピデムは「非ベンゾ」なる名称で呼ばれてきました。しかし、この「非ベンゾ」などの呼称は実に紛らわしく、問題を隠蔽した製品プロモーションともいうべき危険な表現だと感じてきました。なるほど、ゾルピデムの化学構造式はベンゾジアゼピン系とは異なりますが、作用する中枢神経系の部位は同じベンゾジアゼピン受容体です。それも同受容体の「催眠・鎮静」にかかわる領域に特異的に作用し、効果はむしろ強力なのです。

こうした事情から、私はあえて「ベンゾジアゼピン」「ベンゾ」といわず、「ベンゾジアゼピン受容体作動薬」「ベンゾ類」といった、まどろっこしい表現を心がけています。本音をいえば、「非ベンゾ」と通称されている薬剤については、「ベンゾのＮＰＳ(New Psychoactive Substance：規制の網をかいくぐった、脱法的薬物の総称。日本でいう「危険ドラッグ」に相当)」と呼ぶべきではないかとさえ思います。

ともあれ、上述した国の対策は限定的かつ近視眼的である、と私は感じています。というのも、いずれも単なる処方規制にとどまっていて、年々増大する医療費削減にこそ貢献しても、わが国における精神科医療の質の向上という面では何ら根本的対策にはなっていないからです。

わが国の精神科医療はしばしば薬物療法偏重であると批判されていますが、そうなってしまうのは、薬物療法が最もコストが低く、時間を要さない治療だからです。そして、最も大きなコストを要するのはマンパワー、すなわち人件費であり、これを節約するために薬物療法が行われてきた側面は否めません。

したがって、経営上の必要から「薄利多売」となっている現状を変え、医師のほかに心理士や看護師、ソーシャルワーカーといった様々な職種が時間をかけて丁寧にかかわれる体制を担保する必要があります。単なる処方規制だけでは、患者は「苦しいのに薬さえもらえない」状況に喘ぐだけです。

海外における処方抑制の取り組みとその効果

それでは、海外ではこのベンゾ類問題にどのように対応しているのでしょうか？奥村泰之は、ベンゾ類に対する海外の処方抑制施策に関する総説のなかで、欧米各国ではベンゾ類の処方期間に八〜一六週などと制限が設けられていることを報告しています[15]。さらに、いくつかの国で行われた対策とその効果についても解説していますが、そのなかから、特に私が興味深く感じたオランダと米国の例を紹介しておきましょう。

まず、オランダでは、全国民が公的医療保険に加入していますが、二〇〇九年よりベンゾ類を保険給付対象から外す、という決定をしたそうです。その結果、ベンゾ類の処方割合は減少しました。しかし、その減少の大半は短期使用者の減少によるものであり、長期使用者の処方日数には変化が見られなかったようです。

一方、米国では、メディケア（六五歳以上の高齢者、または、六五歳未満の障害者などを対象とした連邦政府による健康保険）が、二〇〇六年にベンゾ類を保険給付の対象から除外するという対策を講じました。しかし、その対策の効果は意外なものでした。確かにベンゾ類の処方割合は大幅に減ったのですが、抗うつ薬や抗精神病薬（これらの薬剤の方がベンゾ類よりも高価です）の処方はむしろ増え、年間薬剤料は増加して、医療費抑制効果が得られなかったのです。また、老人介護施設での転倒および大腿骨頸部骨折の発生率は増加してしまいました。このため、二〇一三年メディケアはこの施策を撤廃し、再びベンゾ類を給付対象に戻しています。

このメディケアの失敗は、私たちに多くのことを教えてくれます。加齢に伴う脳機能低下は睡眠・覚醒リズムの変調を生じやすくさせるので、当然ながら高齢者のなかには不眠に悩む人が少なくありません。こうした不眠に対してベンゾ類を処方しないよう規制したところで、やはり不眠に対する投薬ニーズは変わらず存在するわけです。

そこで、「ベンゾ類よりも依存性が低い」という理由から、鎮静作用を持つ抗うつ薬や抗精神病薬が投与されれば、今度は別の問題が生じるのです。というのも、抗うつ薬は心臓血管系への影響から起立性低血圧を、そして、抗精神病薬は錐体外路系(筋緊張のバランスを整え、運動を円滑にする神経系)への影響から薬剤性パーキンソン症候群をそれぞれ引き起こす可能性があり、いずれも転倒リスクを高めるからです。その意味では、心臓血管系や錐体外路系への影響がほとんどないベンゾ類には、やはり一定の臨床的意義がある、といわざるを得ないでしょう。

本当に解決すべきなのは「不安」なのか?

人は誰しも苦痛なき人生を望むものです。もちろん、快楽や快感はないよりはあった方がよいでしょうが、それにしたって、まずは苦痛――痛みや不眠、不安――がないことが大前提でしょう。

こうした苦痛を緩和する精神科治療薬として最も人類とのつきあいが古いのは、いうまでもなくオピオイドです。紀元前四〇〇〇年頃のメソポタミア文明の遺跡から発掘された粘土板にも、ケシと考えられる植物に関して「愉楽の植物」と記載があります。また、古代ローマ帝国五賢帝のひとり、哲人皇帝マルクス・アウレリウス・アントニヌスは、思うに任せぬ政務の苛立ちを日々アヘンによって鎮めていたといわれています。[16] そして意外にも、精神科薬物療法はそこから長いこと進歩がみられず、一九世紀後半まで、アヘンやモルヒネといったオピオイドは、不眠や不安、興奮といった症状に対する、ほとんど唯一といってよい薬物療法でした（他には麻酔薬としてクロロホルムやジエチルエーテルが使われることもありましたが、これらはオピオイドよりもはるかに危険でしたし、アトロピンやジギタリスなどの心臓病治療薬が使われることがあったものの、今日からみると、これは間違った仮説にもとづいた使用でした）[17]。

その後、アヘン戦争を通じて、オピオイドの健康被害が広く認識されるようになり、精神科医療も必死に脱オピオイドを図ってきたように思います。しかし残念ながら、はかばかしい結果は得られませんでした。二〇世紀初頭、代替的な治療薬として使われた薬剤――ブロモバレリル尿素、バルビツレート酸――は、いずれも早くから安全性に相当な難があることが指摘されており[18,19]、しかも、病態の本質にはまったく影響しない、いかにも対症療法的な薬剤ばかりでした。

その意味では、二〇世紀半ばに突如として起こった精神科薬物療法の飛躍的発展――抗精神病薬クロルプロマジンの発見（一九五二年）、イミプラミンの抗うつ薬としての作用の発見（一九五七年）、さらに最初のベンゾジアゼピンの開発（一九六〇年）――は、少なくともその時代においては画期的な出来事であったことでしょう。それは、暗黒の精神科医療に一条の光をもたらすかのような幻想を抱かせ、もしかすると精神科医療周辺の人々の祝祭的な気分を盛り上げ、精神科薬物療法の楽観的な未来を無邪気に信じる気運を高めた可能性があります。一九五〇年代末〜六〇年代における、わが国の市販睡眠薬・抗不安薬広告にみられるあの脳天気さは、そうした気運の延長線上で発想されたのかもしれません。

しかし、そこに陥穽があるのです。「社会の生きづらさ」に起因する苦痛を薬物で緩和して、苛酷な環境に過剰適応することで、確実に隠蔽され、看過されてしまう問題があることを忘れてはならないでしょう。

かのローリング・ストーンズが一九六六年に発表した「マザーズ・リトル・ヘルパー」という楽曲があります(Mother's Little Helper：アルバム『アフターマス』所収。作詞・作曲はミック・ジャガーとキース・リチャーズ)。この楽曲は、当時流行していた最初の市販ベンゾジアゼピン薬「バリアム」(クロルジアゼポキサイド)をとりあげ、その小さな錠剤が家事と育児に追われる専業主婦の女性にとっての「駆け込み寺」になっている、と歌っています。

Mother needs something today to calm her down(母さんには、いま何か気持ちを落ち着かせるものが必要だ)
And though she's not really ill(別に病気ってわけじゃないんだけどね)
There's a little yellow pill(小さな黄色い錠剤がある)

She goes running for the shelter of a mother's little helper（それが母さんにとっての「駆け込み寺」さ）
And it helps her on her way, gets her through her busy day（そいつがあれば、母さんは何とか忙しい一日を乗り切ることができるんだ）

この歌詞は、当時の欧米において女性がどのような立場に置かれていたのかを描き出しています。いかな欧米といえども、一九六〇年代当時、女性はまだ男性優位社会の犠牲者でした。すなわち、自身の夢や願望を諦めて、「良妻賢母」の幻想に過剰適応し、夫や子どもたちに消費され搾取され続けるために、ベンゾ類を必要としている――そんな女性の姿が透けて見えてきます。

同じことは、今日のわが国にも通じるのではないでしょうか？　すでに述べたように、わが国では、睡眠薬・抗不安薬依存症患者は三〇～四〇代の女性に多い、という特徴があります。そして、いまパッと、自身が出会ってきた睡眠薬・抗不安薬依存症患者を思い起こしてみても、ワンオペ育児や配偶者からのモラハラやＤＶに苦悩しながら、「あるべき家族像、あるべき妻像・母像」の幻想に過剰適応しようとしていた女性たちが、何人も浮かんできます。

そう考えてみると、ベンゾ類が「よい薬物」なのか「悪い薬物」なのか、といった議論以上に大切なことが見えてきます。それは、ベンゾ類の「悪い使い方」をしてしまう背景には、一体どのような困難な現実があり、本当に解決すべき問題は何なのかを考えることです。

文献

1 カール・エリック・フィッシャー／松本俊彦監訳・小田嶋由美子訳『依存症と人類――われわれはアルコール・薬物と共存できるのか』みすず書房、二〇二三

2 ＡＦＰ ＢＢニュース「ドゥテルテ比大統領、強力鎮痛剤の使用認める　健康に懸念も」二〇一六年一二月一八日

3 松本俊彦、宇佐美貴士、船田大輔ほか「全国の精神科医療施設における薬物関連精神疾患の実態調査」『令和四年度厚生労働行政推進調査事業費補助金（医薬品・医療機器等レギュラトリーサイエンス政策研究事業）「薬物乱用・依存状況の実態把握と薬物依存症者の社会復帰に向けた支援に関する研究（研究代表者：嶋根卓也）」総括・分担研究報告書』二〇二三

4 松本俊彦、尾崎茂、小林桜児ほか「わが国における最近の鎮静剤（主としてベンゾジアゼピン系薬剤）関連障害の実態と臨床的特徴――覚せい剤関連障害との比較」『精神神経学雑誌』一一三（一二）、二〇一一

5 松本俊彦、成瀬暢也、梅野充ほか「Benzodiazepines使用障害の臨床的特徴とその発症の契機となった精神科治療の特徴に関する研究」『日本アルコール・薬物医学会雑誌』四七（六）、二〇一二

6 Ichikura, K., Okumura, Y., Takeuchi, T., "Associations of adverse clinical course and ingested substances among patients with deliberate drug poisoning: A cohort study from an intensive care unit in Japan," *PLOS ONE*, 11 (8), e0161996, 2016

7 Okumura, Y., Sakata, N., Takahashi, K., *et al.*, "Epidemiology of overdose episodes from the period prior to hospitalization for drug poisoning until discharge in Japan: An exploratory descriptive study using a nationwide claims database," *Journal of Epidemiology*, 27 (8), 2017

8 Hirokawa, S., Matsumoto, T., Katsumata, Y., *et al.*, "Psychosocial and psychiatric characteristics of suicide completers with psychiatric treatment before death: A psychological autopsy study of 76 cases," *Psychiatry and Clinical Neurosciences*, 66, 2012

9 松枝亜希子「トランキライザーの流行――市販向精神薬の規制の論拠と経過」『Core Ethics』六、二〇一〇

10　三浦岱栄、保崎秀夫、武正建一ほか「禁断症状を示した慢性メプロバメート中毒の六例」『精神医学』六(六)、一九六四
11　Shimane, T., Matsumoto, T., Wada, K., "Prevention of overlapping prescriptions of psychotropic drugs by community pharmacists,"『日本アルコール・薬物医学会雑誌』四七(五)、二〇一二
12　独立行政法人 医薬品医療機器総合機構「ＰＭＤＡからの医薬品適正使用のお願い　ベンゾジアゼピン受容体作動薬の依存性について」(https://www.pmda.go.jp/files/000268322.pdf)
13　奥村泰之、稲田健、松本俊彦ほか「診療報酬改定による抗不安・睡眠薬の高用量・多剤処方の変化」『臨床精神薬理』一八、二〇一五
14　Usami, T., Okita, K., Shimane, T., Matsumoto, T., "Comparison of patients with benzodiazepine receptor agonist-related psychiatric disorders and over-the-counter drug-related psychiatric disorders before and after the COVID-19 pandemic: Changes in psychosocial characteristics and types of abused drugs," *Neuropsychopharmacology Reports*, 44(2), 2024
15　奥村泰之「ベンゾジアゼピン受容体作動薬に対する処方抑制施策の国際動向」『月刊薬事』五八(八)、二〇一六
16　佐藤健太郎『世界史を変えた薬』講談社現代新書、二〇一五
17　五位野政彦「明治時代の精神科医療における医薬品――医学資料からの調査」『薬史学雑誌』五六(一)、二〇二一
18　角田信三、早川善平、松場喜六「急性『カルモチン』中毒三例に就いての考察」『消化器病学』二(二)、一九三七
19　村瀬武吉「自殺ヲ目的トセル急性中毒患者ノ統計的観察」『消化器病学』二(三)、一九三七

第9章　タバコ（1）二大陸をつないだ異教徒の神器

近年とみに立場が悪くなっている薬物

本書では、歴史学者コートライトのいうビッグスリーのうち、すでにアルコールとカフェインの二つを論じています。しかし、残る一つのタバコについては保留したまま、前々章、前章と市販薬および処方薬という身近な薬物を先にとりあげました。弁解させていただきますが、決してタバコをスルーしたまま、本書を「逃げ切ろう」と考えていたわけではありません。むしろ最初から、「最後はタバコ」と決めていました。それも、当事者意識をもってこの薬物を語ってみよう、と。

これまで様々な場所で公言してきた通り、私は喫煙者です。そう、昭和の時代、ピーク時には成人男性の八〇パーセントを超えていた喫煙率はいまや二五パーセントまで低下し、近年、めっきり立場が悪くなっている人種です。

確かに時代は変わりました。最近二〇年を振り返っても、旧友と再会するたびに、「実はタバコをやめた」という告白に何度も遭遇してきました。そんなとき私は、一抹の淋しさを感じつつも、相手のちょっと気まずそうな表情をガン見しては、こういったものです。「おまえ、意志が弱いな」と。

ともあれ、今日、喫煙者は迫害や糾弾を甘んじて引き受けなければなりません――ある程度までは。まあ確かに昭和の頃はひどすぎました。混雑する電車、あるいは、狭苦しい旅客機の席でタバコを吸うのが許容されていました。自身の子ども時代を振り返っても、教師が教室で喫煙していたり、医師が喫煙しながら患者を診察したりしていた光景が蘇《よみがえ》ってきます。

かなり控え目に考えても、狂った時代でした。おそらくタバコに嫌な思いをさせられた非喫煙者の人たちも、さぞやたくさんいたことでしょう。ですから私は、罪深き喫煙者として慎ましく、できるだけ人様に迷惑をかけずにタバコを吸うよう心がけております。

しかし、それでも時々、世の理不尽を感じることはあります。

最近、理不尽を感じたのは、東京駅の新幹線ホーム上に設置された、喫煙ルームという名の「毒ガス室」のことです。その小部屋はニーズに比して圧倒的に狭く作られており、内部は多数の喫煙者たちが、互いの肘もぶつからんばかりにひしめき合い、タバコの先端が前に立つ人のうなじを燃やさないよう、ギリギリのスペースを死守するのがやっとです。おまけに、濛々《もうもう》と煙る副流煙のせいで空気は澱んで視界は悪く、ガラス窓は脂《やに》で黄ばんでいます。明らかに喫煙そのものの害よりも喫煙ルームに入る害の方が深刻だと思います。それにもかかわらず、その小部屋の外には、イライラしながら自分の順番を待つ、哀れな人たちが列をなしているわけです。

私は思わずこう勘ぐります。その部屋の設計者は、懲罰的感情――「喫煙者どもよ、早く死ね」――に突き動かされて、意図的かつ周到にこの緩慢な死刑装置を着想したのかもしれない、と。あるいは、もう少し好意的に解釈して、たとえばこの恥辱的なサンクションによって、「この国では、タバコを吸う奴に人権などない」「この毒ガス室で寿命を縮めたくなければ、ただちに禁煙しろ」というメッセージを伝え、喫煙者に行動変容を促している、という可能性もあるでしょう。だとすればその心遣いには感謝するものの、しかし、やはりそれは余計なお世話です。

さて、身近な薬物シリーズの最後として、私自身が当事者であるタバコを二章にわたってとりあげます。手始めに本章では、タバコという薬物の基本的な性質、それからその起源と伝播の歴史を押さえておきたいと思います。

タバコとは――その薬理作用と有害性、依存性

まずは、タバコという植物と、その植物に含まれるニコチンという依存性物質について、現代の医学的知見を整理しておきましょう。

タバコの植物学的分類

タバコはジャガイモやトマト、トウガラシと同じようにアメリカ大陸という新世界を起源とし、いわゆる「コロンブス交換」によって旧世界にもたらされたものです。タバコが世界中に蔓延したのは、世界の商業的展開の結果であり、ヨーロッパ中心の人類史においては意外にも短い歴史しかありません。

タバコはナス科タバコ属に分類され、もともとは南北アメリカ大陸、それもとりわけ南米アンデス山脈に自生していた植物です。現在、タバコを製造するために栽培されている品種としては、ニコティアナ・タバクムとニコティアナ・ルスティカの二種類があります。[1]

ニコチンの薬理作用

タバコの乾燥葉には、ニコチンが二〜八パーセント程度含まれています。ニコチンはアルカロイドの一種で、強力な神経毒性を持ち、毛細血管を収縮させる作用があります。大量に摂取した場合には、血圧を上昇させ、縮瞳《しゅくどう》、悪心、下痢などの自律神経系の症状を呈するとともに、頭痛や不眠といった中毒症状や、最悪の場合には嘔吐や意識障害、けいれんを引き起こす可能性があります。[2]

ニコチンの分子構造はアセチルコリンと類似しており、体内のアセチルコリン受容体と結合します。ニコチンの効果は投与量に応じて異なる薬理効果を発現し、少量投与の場合は中枢神経興奮薬として、そして大量投与の場合は中枢神経抑制薬として鎮静的に作用します。[3]

ニコチンはまた、ノルアドレナリン、アドレナリン、セロトニン、ドーパミンなどの神経伝達物質の放出も促します。これらの放出が脳の活動性と覚醒度を高め、意欲を亢進させ、気分を高揚させて、思考や作業効率を一時的に向上させます。しかし他方で、血管を収縮させることで狭心症や動脈硬化を引き起こし、心拍数と血圧を上昇させて不整脈や高血圧を惹起する危険性があります。

ニコチンは生来的に体内に存在する物質ではありません。通常は自前のアセチルコリンが脳細胞に結合してドーパミンやセロトニンを放出させているのですが、喫煙で吸収されたニコチンは、より強力にアセチルコリン受容体を介してドーパミンを放出させるのです。喫煙習慣がパーキンソン病(ドーパミン作動性神経細胞の変性によって引き起こされる)への罹患を防ぐ働きをするのは、ニコチンのこのような薬理作用が関係しているのかもしれません。[4]

また、統合失調症などの精神疾患を抱えている人には喫煙者が多いことがよく知られていますが、それには、ニコチンが持つ神経伝達物質への影響が関係している、と考えられています。[4] つまり、喫煙によってドーパミンやセロトニンの放出を促すことで、無意識のうちに精神疾患の症状や治療薬の副作用を改善させようとしているわけです。精神科医の野田哲朗は、精神疾患患と喫煙に関する総説のなかで、ニコチンには統合失調症の陰性症状(意欲低下、無気力など)、錐体外路症状(パーキンソン病様の振戦[ふるえ]や筋強剛など)、認知機能、情動不安定を改善させる効果があり、喫煙がセルフメディケーションとして使用されている可能性を示唆する研究を紹介しています。[4]

タバコの有害性

生物にとってニコチンは毒物として作用します。その毒性はきわめて強力であり、ニコチンの急性致死量は、乳幼児で一〇～二〇ミリグラム（タバコ〇・五～一本）、成人では四〇～六〇ミリグラム（二～三本）とされています。[2]

タバコによる健康被害は五〇種類にも及ぶといいます。代表的なものとしては、がん（肺がん、咽頭がんなど一〇種）、循環器疾患（血管収縮、心筋梗塞、狭心症、脳卒中など）、消化器系（胃潰瘍、十二指腸潰瘍、食欲低下など）、その他、虫歯、歯周病などが挙げられます。ざっくりといえば、がんはタバコの煙に含まれるタールが原因であり、一方、循環器疾患はニコチンが原因となります。[2]

なお、ニコチンには、医薬品としての利用価値も多少はあります。[3] ニコチンが持つ毒性がマラリアを媒介する蚊を殺すことでマラリア感染予防効果があり、また、ストリキニーネや蛇毒に対する解毒剤として役立つこともあります。さらに、血管収縮作用によって止血効果や、脳血管拡張性の片頭痛に対しても効果を発揮します。

それから、気つけ薬としての効果もあります。かつてサルバドール・ルイス・ブラスコという スペイン人医師は、仮死状態で生まれた赤ん坊に向かって葉巻の煙を吹きかける、という処置をしました。すると、その赤ん坊は生気を取り戻して蘇生し、激しく泣き始めたのです。後にこの子どもはパブロ・ピカソという名前で、世界中の美術愛好家に知られるようになりました。[5]

依存性

ニコチンは紙巻きタバコや葉巻、パイプによって経気道的に、あるいは、鼻粘膜（嗅ぎタバコ）や口腔粘膜（噛みタバコ）から吸収されます。

最も血中への吸収が早い方法は、経気道的な摂取です。肺から吸収されたニコチンが脳に到達するのに要する時間はわずか七秒ほどです。静脈注射した場合には一四秒かかることを考えると、その早さがわかるでしょう。紙巻きタバコなら、最終的に一五〜二〇秒でニコチンは身体の隅々にまで達します。[1]

薬物が持つ依存性は、薬理効果の強さ以上に、摂取から効果発現までの早さに影響されます。これは「報酬の即時性」といい、摂取後すぐに薬理効果を実感できるので、使用者の意識に、摂取行為と効果との連関が強く印象づけられます。その結果、薬物への依存度や執着を高めてしまうのです。ちなみに、大麻の場合、喫煙という方法で経気道的に摂取した場合、効果発現まで三〜五分もの時間を要します。このことは、依存性という点においてタバコが大麻よりもはるかに強いことを意味しています。

意外に知られていませんが、ニコチンの依存性は、大麻だけでなく、他の薬物と比べても強力です。精神作用物質の使用経験と依存症に関する全米疫学調査によれば、使用経験者のうち依存症に罹患する人の割合は、コカインで一五パーセント、アルコールで一四パーセントであるのに対し、タバコでは三〇パーセントにも達することが明らかにされています（なお、大麻の場合は九パーセントと、タバコよりも明らかに低率です）[6]。

タバコの場合、依存症水準に達している人であれば、急な使用中断によって離脱症状を生じます。具体的な症状としては、イライラや渇望感、気分の落ち込み、不安、注意力の低下、睡眠障害、食欲増進などがあります。一般にこれらの症状は、最終タバコ使用から数時間以内に始まり、離脱症状は禁煙開始後数日でピークに達して、その後は時間の経過とともに和らいでいきます。

タバコの起源と文化的意義

次に、タバコの起源と、タバコにまつわる文化について見ていきましょう。

閉鎖された大陸に自生する植物

約四万～二万年前の氷期において、ユーラシア大陸とアメリカ大陸は、陸橋となったベーリング海峡によって結ばれていました。そして、この陸橋を渡ってシベリアからアメリカ大陸にわたったモンゴロイド系の人々が、この地の先住民となったわけです。しかし氷期が終わり、水位の上昇により陸橋が水没すると、両大陸は互いに閉ざされてしまいました。

アメリカ大陸には、肥沃なユーラシア大陸のように麦や米は自生していませんでした。穀物といえばトウモロコシやジャガイモ、あるいは豆類といった、醸造が容易ではない植物ばかりで、おそらくはそのせいでユーラシア大陸ほどのアルコール文化は開花しませんでした。

もちろん、まったくアルコール飲料がなかったわけではありません。インカ帝国には、トウモロコシを人の唾液で発酵させた「チチャ」が、古代マヤ族には蜂蜜から作った「バルチェ酒」が、そしてアステカ帝国には、今日、蒸留酒テキーラの原料となっているリュウゼツランから作られた、「プルケ酒」といった醸造酒がありました。しかし、いずれもアルコール度数が比較的低く、また、蒸留技術もなかったことを考えると、新大陸には十分な酩酊が得られるアルコール飲料が存在しなかったのかもしれません。それが原因なのかどうかはわかりませんが、新大陸ではアルコールは日常の嗜好品としては定着せず、そのかわりに、タバコが主要な嗜好品として広まり、定着しました。

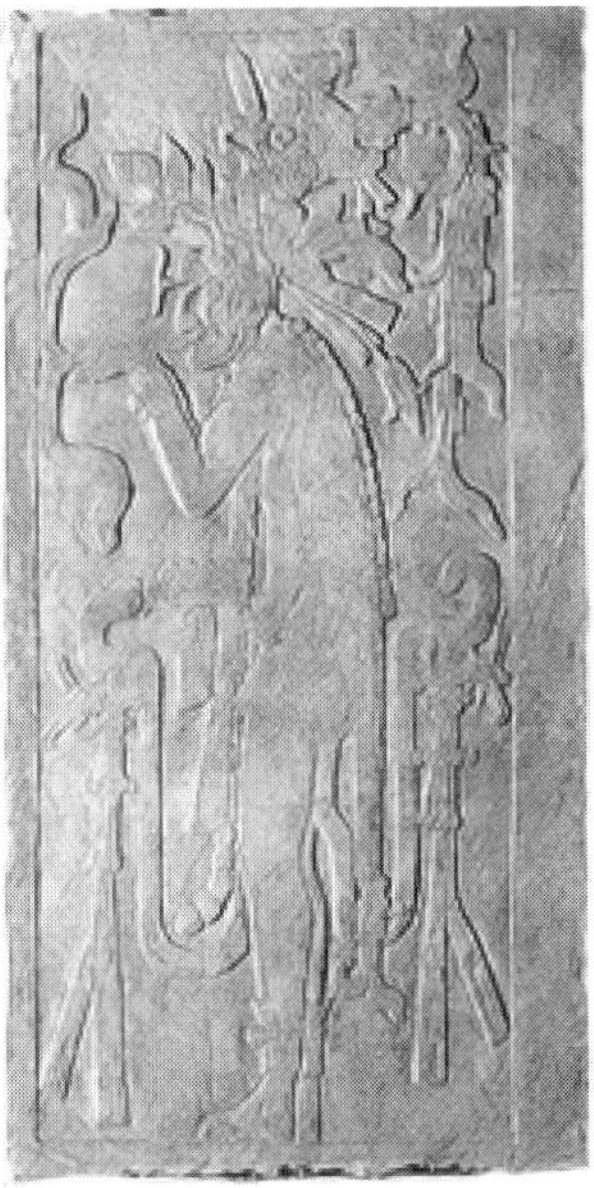

図 9-1 「たばこを吸う神」のレリーフ(「たばこと塩の博物館」所蔵の複製)

タバコの栽培は、紀元前より南アメリカ、中央アメリカの南部、西インド諸島、北アメリカのミシシッピ川流域で行われていたと考えられています。[2] しかし、タバコに関する公式な記録は、もう少し後にならないと登場しません。そのような公式記録として最古のものは、七世紀末のマヤ文明遺跡にあります。マヤ古代遺跡都市にあるパレンケの神殿の柱には、「エル・フマドール」と呼ばれる、「たばこを吸う神」のレリーフがあります(図9-1)。この神はのちの学者によって「L神」と分類され[1]、地下世界、あるいは作物の豊穣をもたらす雨に関係すると考えられています。

マヤ文明におけるタバコ

マヤ文明は、紀元前二〇〇〇年頃(諸説あり)から一六世紀頃まで、現在のメキシコ、グアテマラ、ベリーズ、ホンジュラス、エルサルバドルの五国にまたがって繁栄していた文明です。

マヤ族にとってタバコは神聖なものであり、宗教的な儀式において欠かせないものでした。理科教育に造詣が深い教育学者の左巻健男によれば、マヤ文明では太陽神が崇拝されており、太陽＝火の玉という連想から火や煙が神聖視されていたそうです[2]。火にくべたタバコの燃える姿、炎の形、空に昇っていく紫煙は、神々への供え物であるとともに、神託をもたらし、戦いの勝敗を占うものとして使われていました。

また、タバコは香煙を出し、その煙を吸うと陶然とした気分になるばかりか、幻覚体験をも引き起こしました(新大陸の儀式では、かなり高濃度のニコチンや、他の様々なアルカロイドを含有する品種のタバコが用いられていたと考えられています)[1]。こうしたことから、タバコの煙に火の神の霊が宿っていると信じられ、その呪術的効果を期待して、病気治療にも使われていました。

人々が病気にかかるのは悪霊のせいとされ、呪術医（シャーマン。メディスンマンとも呼ばれる）はタバコを使って悪霊を追い払うまじないをする——そのような形でタバコが使われていたようです。[3]

もちろん、タバコは嗜好品としても楽しまれていました。マヤ文明が栄えた地域、メソアメリカでは、初期においては貴族や戦士たちが特権としてタバコを楽しんでいましたが、やがてタバコは庶民のあいだにも広まりました。そして、様々な祝いの席で供されるようになり、多くの人々が嗜好品としての喫煙を習慣としていったのです。

新大陸先住民の生活におけるタバコの役割

歴史学者の和田光弘によれば、呪術師や部族の有力者たちは、重要な問題を協議する際には、このタバコの葉を細かく刻んで粉末状にしたものを鼻から吸い込み、酩酊した状態で偶像に助言を求めたそうです。[1] また、先住民たちは様々な病気の治療にもタバコを用いていました。タバコは、外傷、咳、歯痛、梅毒、リウマチ、寄生虫、発熱、しゃっくり、ぜんそく、凍瘡（しもやけ）、扁桃炎、胃病、頭痛、鼻炎などの治療薬でもありました。[2]

タバコの使用法はアメリカ大陸の南北で異なり、南米大陸では葉巻で喫煙したのに対し、北米大陸ではパイプで喫煙する方法が一般的でした。

北米大陸の先住民にとって、パイプは単なる喫煙具ではなく、儀式に欠かせない特別な道具でした。[1] どの部族もたいてい、父祖から伝わる神聖なパイプを保持しており、宗教的儀式の際には、聖なるパイプを用いて喫煙しました。その儀式において、パイプは天上の精霊との通信経路となり、タバコの煙は両者をつなぐ媒体となりました。つまり、パイプとタバコは一種の神器だったわけです。

パイプはまた仲間との絆を作る役割も担っており、同じパイプを用いてタバコの回し飲みをすることは、友好の意を表す儀式だったようです。[3]

ヨーロッパ人のタバコ発見

一四九二年一〇月一二日、クリストファー・コロンブス一行はサンサルバドル島に上陸しました。その島が「新世界」における最初の上陸地であり、その地において彼らは、島の住民に与えたガラス玉、鏡などの贈り物の返礼として、新鮮な野菜とともに強い芳香のある葉を受けとりました。この葉こそがタバコでした。[2]

そして一六世紀前半、西インド諸島を制圧したスペイン人は、喫煙の習慣を「タバーコ tabaco」というスペイン語とともにヨーロッパにもたらしました。それはスペインからポルトガルへ、そしてフランスとイギリスへと広がって人々を魅了しました。かくして喫煙の風習は急速に広まり、またたく間にヨーロッパ中を席巻すると、さらにイスラム圏やアジアへと広がっていったのです。その意味では、タバコ史研究者ジョーダン・グッドマンが指摘する通り、タバコは、長いこと隔絶されていた二つの大陸をつなぎ直す、まさに「橋」の役割をはたしたともいえます。[3]

ちなみに、新大陸に上陸したスペイン人たちは、早い段階でタバコの向精神作用と依存性に気づいていたと思われます。スペイン人宣教師ラス・カサスは、著書『インディアス史』[7]のなかで次のように記しています。

「いくつかの枯れ草を、一枚のやはり枯れた葉っぱでくるんだもので、……その筒の一方に火をつけ、反対側から息と一緒にその煙を吸い込むのである。この煙を吸うと……体の疲れを感じないという。……彼らはタバーコと呼んでいる」

「タバーコを吸う癖のついたエスパーニャ人たちを見かけた。そのようなことをするのは悪癖であると私がなじると、もはや今ではそれを吸うのをやめることは、自分の手におえないのだ、と彼らは答えた」

タバコへの弾圧と抵抗

それでは、ユーラシア大陸にわたったタバコには、いかなる運命が待っていたのでしょうか？

タバコのヨーロッパ化

一五五九年、ポルトガル駐在のフランス大使ジャン・ニコ（彼の名前こそが「ニコチン」という言葉の由来です）は、フランス王国のフランソワ二世と母后カトリーヌ・ド・メディシスに医薬品としてタバコの乾燥葉を献上しました。カトリーヌ王妃はただちにこれを頭痛薬として愛用するようになり、そのような経緯から、当初、タバコは「王妃の薬草」と呼ばれていました。[2]

しかし、タバコがヨーロッパ社会で市民権を得るのに大きな役割を果たしたのは、何といってもセビーリャの内科医ニコラス・モナルデスでしょう。彼は、一五七一年に著わした薬草誌のなかでタバコを「万能薬」として紹介し、これを当時の正統な医学体系たるガレノスの体液説(四体液説)のなかに適切に位置づけたのです。[3]

こうした医学的意味づけは、ヨーロッパへのタバコの文化的取り込みを促進しました。[8] 本来、タバコが持っていた宗教的・呪術的意義を切り捨て、あくまでも「医薬品」に限定して受容した現象を、グッドマンは「タバコのヨーロッパ化」と呼び、それが人々のタバコ受容を容易にしたと指摘しています。[3]

その後、タバコは世界各国に拡散し、中国や東南アジア、さらにはオセアニア諸島といった世界の隅々へと伝播していきます。[5] 遅くとも一六三〇年までにタバコは「世界周航」を完了し、茶やコーヒー、砂糖よりも早い段階で「世界商品」として流通するようになりました。[3]

ここで一つ疑問があります。それは、新大陸におけるもう一つの「依存性」植物コカは、なぜタバコと同じような嗜好品としてヨーロッパ社会に広がらなかったのか、というものです。

グッドマンによれば、コカもまたタバコと同様に医薬品として用いられていましたが、広く庶民に使われていたというよりも、インカ帝国の神官といった特権階級が、その使用を独占していたそうです。[3] その後、インカ帝国が滅亡すると、庶民もコカを用いるようになりましたが、ヨーロッパからきた宣教師たちは、「インカの記憶を呼び覚ます」という理由で人々のコカ使用を弾圧し、当然ながら、ヨーロッパに導入することもありませんでした。その結果、コカの使用は「アンデス高地民族のローカルな風習」にとどまってしまったようです。

コカがヨーロッパの医学に導入されるのは、かなり時代が下って一九世紀後半、フロイトなどの医学者が局所麻酔薬コカインとして効用を発見するまで待たねばなりませんでした。

タバコに反発した人々

しかし、タバコを医薬品として受け容れたヨーロッパにおいても、タバコに反発する勢力は存在しました。宗教関係者です。たとえば、ローマ教皇ウルバヌス八世は、一六四二年に反タバコの大勅書を発行し、聖職者がタバコを使用することを糾弾し、禁じています。[9]

これに限らず、教皇庁は、聖職者のタバコの使用に関しては何度となく禁令を発しています。[1]

その理由としては、火災の危険、タバコの習慣性、万能薬どころか身体に悪いという主張、さらには、喫煙行為の見栄えの悪さなど、表面上の理由はその時々で様々に変わりましたが、やはり最大にして根本的な理由は、「偶像崇拝をする異教徒の風習だから」でした。このことは、ローマ教皇クレメンス八世からお墨付きをもらうことに成功したコーヒーとの決定的な違いであり、今日、人々のタバコに対する嫌悪感情にも無視できない影響を与えているように思います。

医学者のなかにも、タバコは万能薬どころか身体に有害であると主張する者がいました。デンマークの宮廷医師シモン・パウリです。彼は著書のなかで次のように憤慨しています。[5]

「なぜヨーロッパ人が下劣でずるがしこいアジア人の猿まねをしなくてはならないのか。ましてや人食いインディアンからはもうすでに梅毒を伝染《うつ》されているというのに、またしてもタバコで同じことを繰り返そうとしている……われわれヨーロッパ人がこのように乱暴にも野蛮人の習慣にならって、彼らよりはるかに勝る理性に耳を傾けないとは」

いうまでもなく、パウリの主張は医学的見解とはほど遠い、完全に人種差別的なものでした。

統治者による弾圧と許容

宗教家からの反発がありつつも、医薬品としてある程度はタバコを受け容れたヨーロッパ諸国とは異なり、非ヨーロッパ社会においては、タバコは統治者によって徹底的に排撃され、その使用は厳罰の対象とされました。

オスマン帝国の統治者たちは、タバコは兵士の戦闘能力を弱らせると考え、国民がそれを使用することを憂慮してきました。[9]なかでも皇帝ムラト四世は、一六二〇～三〇年代にかけて、次々と喫煙者を厳罰に処したことで有名です。すでにムラト四世の父アフメト一世は、公衆の面前で喫煙した者の鼻をパイプ軸で貫いたうえ、見せしめとしてロバに乗せて道を行進させる、という屈辱的な刑罰を実行していました。しかし、その息子ムラト四世は残酷さにおいて父を凌ぎ、戦場で喫煙している兵士を見つけると、ただちに斬首、四つ裂き、あるいは手と足を潰すなどといった厳罰を科したのです。

不思議なのは、これほど残酷な厳罰を用いても、タバコはオスマン帝国内で容赦なく広がっていった、ということです。それどころか、ムラト四世に処刑されたオスマン帝国の兵士たちのなかには、処刑直前に最後の一服をしようと考えて、袖の下にパイプをしのばせる者さえいたといわれているほどです。[8]

また、ロシアでは、パイプ愛好家は唇を切り取られ、また、嗅ぎタバコ愛好家は鼻を削がれ、恥辱的な顔を晒した姿のまま国を追放されました。タバコ販売者に対しては、死ぬまで鞭打ったり、去勢したり、といった、やはり厳しすぎる刑が科せられたといいます。[5,9]

中国には、一六世紀末の明代にタバコが伝来し、清代には男女問わず喫煙習慣が広まりました。清代初期においては、タバコを嗜まない者は「明代の人」と呼ばれ、その流行遅れぶりが揶揄の対象となったほどです。

しかし、こうした中国におけるタバコ人気は、本来、麦や米を作る田畑をタバコ栽培に転用する農民を続出させ、結果的に食料生産量を減少させてしまいました。[1] このため、康熙《こうき》帝《てい》や雍《よう》正帝《せいてい》はタバコ喫煙を厳しく禁止し、販売者は処刑のうえ晒し首としました。[5] ただし、両帝ともに鼻《び》煙《えん》(嗅ぎタバコ)を好んで、芸術的な鼻煙壺の収集・製造に執着している[1]など、その対策の理念には一貫性を欠く面がありました。[1]

なお、清朝政府の禁煙政策は皮肉にも、タバコの代替物としてアヘン吸引を人々のあいだに広める遠因となり、さらにその後、本格的にアヘン問題が国内に蔓延する事態に直面すると、禁煙令は形骸化し、やがて消え去りました。[1]

大英帝国のタバコ政策

実は、医薬品として受け容れられたヨーロッパにおいても、タバコを嫌悪する統治者はいました。英国王ジェームズ一世です。彼は王権神授説を振りかざして議会と対立し、次代の治世における清教徒革命の火種を作った人物ですが、タバコ嫌いの王としても有名です。

彼は、一六〇四年に『タバコ排撃論』なる著書を出版しています[8]。そのなかで、医薬品としてのタバコの効能に疑問を抱くとともに、「罪深く野蛮な原住民のけがらわしい行為、とりわけ、悪臭を放つ悪しき風習」[8]としてタバコを糾弾し、野蛮人の風習を真似る臣下を厳しく非難しました。といっても、彼のタバコ非難には何らの医学的根拠もなく、個人的感情に端を発するものでした。

そんなジェームズ一世も、さすがに禁煙令は出しませんでした。というのも、すでにタバコはあまりにも人々に広まっていて、禁煙令を出せば民衆の反発を招く危険があったからです。それならば、タバコに重い関税をかけ、王室の財源とした方がはるかに賢明です。

一七世紀の初頭、彼はタバコ税をなんと四〇倍にまで引き上げるという決断をしました。当然ながら、この政策は失敗でした。結果的にタバコの密輸入と密売が横行し、皮肉にも英国内における喫煙人口がさらに増加してしまったからです[1]。しかも、当時、タバコは貿易上のライバルであるスペインが持つ南米植民地からの輸入品でした。したがって、英国民がそれを多く購入することは、スペインを富ませ、逆に英国にとっては国富の減少につながりかねないわけです。

そこで英国政府は方針を転換します。タバコの輸入元をヴァージニアなどの英国領植民地に限定するとともに、法外なタバコ税を廃止し、むしろ取引を推進したのです。その結果、効率的な関税徴収に成功し、英国は植民地から大きな収益を得るようになりました。[8]

これらの施策が追い風となり、タバコは野蛮人の風習から、紳士の嗜みとして英国文化に定着していきました。また、英国領植民地からの安定的な供給によって、価格が急激に低下したことも、タバコの大衆化に貢献したといえるでしょう。

ついでにいえば、一七〜一八世紀の英国で流行したコーヒーもまたタバコの定着に一役買っていました。当時、ロンドン市内にはたくさんのコーヒーハウスが作られましたが、そこではコーヒーとともにタバコを楽しむのが習わしとなっていました。ニコチンはカフェインの代謝を促進して血中濃度を下げるので、客のコーヒー消費量を増大させます。まさに「win-win」の関係でした。

奇妙な話ですが、一七世紀後半にロンドンを襲ったペスト禍もタバコの普及を促しました。一六六五年のペスト流行によって当時のロンドン市人口の四分の一が死亡したといわれていますが、[10]この頃、タバコにはペスト菌に対する感染予防効果がある、という迷信が流布しました（確かにタバコにはマラリア感染予防効果はありますが、ペストに関してはそのような効果はありません）。その結果、喫煙習慣のない人まで無理をしてタバコを吸い始める、といった馬鹿げた状況があちこちで見られるようになったのです。たとえば、英国屈指の名門パブリックスクール、イートン校では、一六六五年、なんと全校生徒に喫煙を義務づけました。これに従わない生徒に対しては、罰として鞭打ちが実施されたそうです。[9]

なお、翌年の一六六六年、ロンドンは大火に見舞われました。それ以来、人々は火を使うパイプタバコを警戒するようになりました。そしてパイプを吸う代わりに、タバコの葉を細かく粉状に刻んだものを鼻粘膜に押しつける、という嗅ぎタバコへと使用法を変更し、今度はこちらが流行するようになったそうです。[3]

タバコ規制と革命

英国において見られた、「タバコ規制のために始めた課税が、やがて重要な国家財源となり、むしろ政府が積極的に人々にタバコ消費を促す政策へと転換する」[8]というパターンは、その後、多くの国でくりかえされることとなります。

たとえばロシアがそうです。一七世紀末、ロシアのピョートル大帝は、タバコの密売がいたるところで横行している現実をようやく直視し、それまで科していた厳罰を廃して、課税したうえでタバコの販売と使用を許可しました。要は、政府がタバコを防げないなら、それで金を稼ぐ方がまし、ということです。また、フランスの宰相リシュリュー枢機卿、ドイツ、オーストリアのハプスブルク家といった、ヨーロッパ諸国の指導者たちも同様に、この新しい作物から税収や独占などによる利益を得ようと、相次いでタバコの禁止政策を放棄するようになりました。[11]

すると今度は、高いタバコ税が人々の不満の種となりました。その最大の例が一七八九年のフランス革命です。パリのバスティーユ監獄襲撃に端を発するこの革命が、実はタバコ税に関する民衆の不満を遠因としていることは意外に知られていません。[12]

当時、フランスは七年戦争（一七五六〜六三年）やアメリカ独立戦争（一七七五〜八三年）などの紛争に巻き込まれ、深刻な財政危機に陥っていました。この危機の打開策として、ルイ一六世はタバコを国家の専売商品とし、各地に国営小売店を設置して、国民にタバコの消費を奨励しました。この政策は功を奏し、一時、タバコ税はフランス政府全歳入の七％以上を占めるに至ったのです。

しかし、国家独占販売によってタバコ価格は高騰し、加えて、タバコの密輸や国内における違法栽培に対する政府の強権的な取り締まりは、市民の政府に対する反感を募らせる事態を招きました。というのも、当時すでにフランス人の多くはタバコを生活必需品と考えており、とりわけ貧しい生活を強いられていた農民は、空腹感を紛らわせるためにタバコを常用していたからです。

そして、ついに一七八九年七月、フランス革命が勃発します。バスティーユ監獄襲撃の二日前にあたる七月一二日、パレ・ロワイヤルで「武器を取れ、市民よ」という演説に鼓舞された六〇〇〇人の群衆が軍隊と衝突しましたが、同日、別の怒れる群衆は税関を襲撃し、税務署員を追い出すとともに、刑務所を襲撃して、拘留されていたタバコ密輸業者を解放したのです。

その結果、一七九一年五月一日に、タバコとその他多くの消費財への間接税が廃止されるに至りました。ここにフランス政府によるタバコ販売の独占は終焉し、タバコの葉の生産と販売は完全に自由化されたのです。刑法学者の園田寿によれば、当時、ヨーロッパでタバコを無税で楽しむことができたのは、フランス人だけだったそうです[12]（ただし、一八一〇年にはタバコの専売制が復活しています）。

日本へのタバコ伝来――規制と受容

このあたりで、わが国へのタバコ伝来と受容の歴史にも触れておきましょう。

日本へのタバコ伝来はポルトガル人宣教師によるものだと考えられています。一五四三年、種子島に漂着したポルトガル船が鉄砲と一緒に伝えた、という説があります。それから七〇年あまり後、平戸のイギリス商館長コックスは、一六一五年八月七日の日記に次のように記しています[13]。

「これら日本人が男女児童を問わず喫煙に熱中するのをみると、不思議の感にたえない。しかも、煙草がはじめて用いられてから、まだ十年にもならないのである」

他国と同様、わが国においても、タバコ伝来から禁令発布までさほどの時間を要しませんでした。一六〇九年、江戸幕府は早くも最初のタバコ禁止令を出しており、以後、一六二三年までのあいだに何度も禁煙令を出しています[11]。かくもくりかえし禁令を出したのは、やはり農政上の理由からでした。農民がタバコを栽培することで米の生産が阻害される――これは、幕府による統治制度の根幹を揺るがしかねない事態です。しかし、幕府の禁令にもかかわらず、タバコの密造が絶えなかったのは、タバコ栽培こそが、農民が現金収入を得る数少ない手段だったからです。

最終的に幕府はタバコの禁止を断念します。一六二三年に最後の禁令が出された翌年、幕府は前言を撤回せざるを得なくなり、タバコの栽培と使用が許されることとなります。その後も飢饉や、タバコの火の不始末に起因する大火などのたびに、一時的にタバコに対する締めつけが強化されることこそあったものの、基本的には庶民の生活に根を下ろしていきます。そして、日本では、タバコの葉を〇・一ミリ程度まで細く刻み、先端に小さな火皿がついた煙管で喫煙する、という独自のキセル文化が発展していったわけです。[11]

タバコ嫌悪に底流する差別意識

本章では、駆け足でタバコの起源と伝播の歴史を振り返ってみましたが、私はこの作業を通じて、次の二つのことが明らかになったと感じています。

一つは、タバコが持つ強力な依存性です。アメリカ大陸からヨーロッパに持ち込まれたタバコは、様々な国で厳しい禁令や、無慈悲かつ残酷な弾圧に遭いながらも、コロンブスの新大陸発見からほんの一〇〇年あまりで広大なユーラシア大陸の隅々、さらには極東の島国である日本にまで到達し、人々の生活に深く浸透しました。それに加えて、統治者が法外な課税をすれば、密輸入や密売が横行したり、民衆が蜂起して革命が起こったりしたのです。覚醒剤やヘロイン、コカインの場合には、こうした現象が発生したことはありません。これはどう考えても、ニコチンの依存性がとてつもなく強力であることを意味しないでしょうか？

それからもう一つは、タバコに対する憎悪や非難は、その有害性が明らかになる以前から存在した、ということです。そして、そうした嫌悪感は、煙たいとか臭いとかいった表面上の不快さ以上に、「偶像崇拝する異教徒」「野蛮人の風習」に対する差別意識や侮蔑感情から発していました。

ヨーロッパの人々のこうした偏見が、先住民の文化・信仰を否定し、搾取や奴隷化に疑問を抱かない態度を醸成して、ひいては、植民地政策と帝国主義を準備したとはいえないでしょうか？

念のためここで、新大陸の侵略にあたって、ヨーロッパ人がどれだけ残虐非道な方法を用いたのかを思い出しておくべきでしょう。ラス・カサスは、著書『インディアスの破壊についての簡潔な報告』のなかでこう記しています。[14]

「キリスト教徒は強奪したり、殺害したり、生きながらえた者たちをことごとく捕え、死ぬまで奴隷にして虐待したりしたが、その原因や罪はインディオ側にはまったくなかった……」

中立的に歴史を俯瞰すれば、本来こう考えるべきです。肥沃なユーラシア大陸における人類の友がアルコールであったのに対し、ユーラシア大陸から切り離されたアメリカ大陸におけるそれがタバコであった、と。あるいは、ワインがキリストの血であるように、紫煙こそが新大陸先住民の人々が信じる神の息吹なのだ、と。したがって、両者のあいだには、善悪の違いもなければ優劣の差もないはずです。
こうしたフラットな見方でもって、異なる神を信じる人々とその文化に一定のリスペクトを持つこと——それがグローバル・コミュニケーションの最初の一歩ではないでしょうか？

ともあれ、一部からは異教徒の風習として蔑まれ、統治者から弾圧されながらも、最終的にはタバコはヨーロッパ社会に受容されました。ところが、その後、なぜ社会の敵へと変化してしまったのでしょうか？——次章ではその過程と結果について考えてみましょう。

文献

1 和田光弘『タバコが語る世界史』山川出版社、二〇〇四
2 左巻健男『絶対に面白い化学入門　世界史は化学でできている』ダイヤモンド社、二〇二一
3 ジョーダン・グッドマン／和田光弘・森脇由美子・久田由佳子訳『タバコの世界史』平凡社、一九九六
4 野田哲朗「精神疾患と喫煙・禁煙の影響」『健康心理学研究』二八(Special issue 号)、二〇一六
5 デイヴィッド・T・コートライト／小川昭子訳『ドラッグは世界をいかに変えたか——依存性物質の社会史』春秋社、二〇〇三
6 Anthony, J. C., Warner, L. A., Kessler, R. C., "Comparative epidemiology of dependence on tobacco, alcohol, controlled substances, and inhalants: Basic findings from the National Comorbidity Survey," *Experimental and Clinical Psychopharmacology*, 2(3), 1994
7 ラス・カサス／長南実訳、石原保徳編『インディアス史 一』岩波文庫、二〇〇九
8 カール・エリック・フィッシャー／松本俊彦監訳・小田嶋由美子訳『依存症と人類——われわれはアルコール・薬物と共存できるのか』みすず書房、二〇二三
9 ペトル・シュクラバーネク／大脇幸志郎訳『健康禍——人間的医学の終焉と強制的健康主義の台頭』生活の医療社、二〇二〇

10　ＣＮＮ「一七世紀の英ペスト大流行、ＤＮＡ鑑定で初めて原因を特定」(https://www.cnn.co.jp/fringe/35088909.html)
11　上野堅實『タバコの歴史』大修館書店、一九九八
12　園田寿「タバコを吸ってバスティーユへ」(https://note.com/sonodahisashi/n/n664322250b25c)
13　岸本美緒『東アジアの「近世」』山川出版社、一九九八
14　ラス・カサス／染田秀藤訳『インディアスの破壊についての簡潔な報告』岩波文庫、二〇一三

第10章　タバコ（2）　社会を分断するドープ・スティック

人を怠惰な馬鹿にする薬物？

私は喫煙者のいない家庭に育ちました。両親は喫煙者を嫌い、のみならず侮蔑さえしていました。両親の喫煙者評は、「怠け者」「嘘つき」「馬鹿」といった人格否定そのものであり、喫煙する親族と会った後には、「あいつはタバコを吸っているから皮膚が老化している……典型的なモク顔だ」などと、その容姿をこきおろしたものです。それだけに、高校二年時、私が隠れて喫煙しているのがバレた際、父親は非常に落胆し、のみならず、父親から「馬鹿になるぞ」と厳しく叱責されたのを覚えています。

もちろん、その後も私はタバコを吸い続けました。馬鹿になったかどうかは自分ではわかりません。ただ、はっきりいえるのは、机に向かう際、指先にはいつもタバコが挟まっていた、という事実です。高校時代、面白そうな本――まあ、くだらない本も相当数混じっていましたが――を手当たり次第に濫読していたとき、そしてその後、大学受験や医学部での勉強、さらには、医者になってから学術論文を読んだり書いたりするときにも、指先にはいつも白い棒が挟まれていて、棒の先端からは紫煙が天に昇る龍のようなかたちで揺らめいていました。

あえて出典は示しませんが、嫌煙派で知られるある心理学者が、喫煙者は遅延報酬障害を抱えている、と書いているのを読んだことがあります。遅延報酬障害とは、将来もらえる大きな報酬よりも、すぐにもらえる報酬を選んでしまう心理的傾向を意味します。たとえば、いますぐに一〇万円がもらえるのと一〇年後に一〇〇万円がもらえるのを提示され、どちらかを選択するよう迫られた場合、いますぐ一〇万円をもらう方を選択してしまうわけです。要するに、喫煙者は、健康や長生きという将来もらえる大きな報酬よりも、タバコに対する渇望の充足という目先の報酬を選ぶ、思慮の浅い刹那的な人たちということです。

しかし、本当にそうなのでしょうか？　かつて精神科医の中井久夫――彼もある時期までは喫煙者でした――は、タバコを「無理をしやすくする道具」と評していましたが[1]、これは、当事者である私にとって実に納得できる言葉です。人は誰しも、手をつけるのが億劫と感じつつも、そこをグッと堪《こら》えて、日々地道に積み重ねていかねばならない仕事を抱えているものです。私の場合、勉強や研究、原稿執筆がそうした億劫な仕事の代表格です。重い腰を上げてそうした作業にとりかかるとき、私は一服して覚悟を決めます。あるいは、「もう一パラグラフ書き進めたら一服しよう」と、タバコを「鼻先に吊り下げられたニンジン」として用い、みずからを奮い立たせます。そのようにすることで、私は怠惰に過ごすという目先の快楽を諦め、少し無理をして未来の報酬――学術的な業績や評価――を夢見て、しんどい仕事に立ち向かうわけです。その意味では、タバコはむしろ遅延報酬のための道具ではないか、とさえ感じます。

さて、前章ではタバコの起源と広がりの歴史を振り返ってきましたが、本章では、いかにして人々がタバコの害に気づき、タバコを糾弾し排除してきたのかを考えてみましょう。

社会システムによるタバコ依存症の拡大

紙巻きタバコという危険な使用法

平凡な嗜好品が強力な依存性薬物へと変貌を遂げるとき、そこには必ず科学技術の進歩が影響しています。たとえば、アルコールにおいては蒸留技術の発明であり、アヘンにおいてはモルヒネ精製の成功と注射器の発明です。

では、タバコの場合はどうでしょうか? それはやはり紙巻きタバコ大量生産機の発明でしょう。

紙巻きタバコは、タバコの摂取法のなかでは歴史の浅い、後発の方法です。俗説によれば、その普及の起源は一九世紀半ば、クリミア戦争(一八五三〜五六年)の頃といわれています。[2,3] クリミア戦争に出兵した英国兵が、味方のトルコ兵、そして一部には敵であったロシア兵から、戦場での必需品として紹介されたものを帰還時に本国に持ち帰り、さらにそれが大西洋を渡った移民によって米国へ伝えられたとされています。

しかし、その後ただちに米国内に広まったわけではありません。米国で紙巻きタバコが製造されるようになったのは、南北戦争（一八六一～六五年）の頃ですが、当時は、小さなタバコ工場において手作業で細々と製造されている程度で、製造量もわずかでした。[4] というのも、少なくとも一九世紀後半の米国において、紙巻きタバコは非常にマイナーな存在であり、需要がなかったからです。事実、一八八〇年時点におけるタバコ葉の全消費量のうち、五八パーセントが嚙みタバコの形態で使われており、これに葉巻とパイプタバコがともに一九パーセント、そして嗅ぎタバコが三パーセントと続き、紙巻きタバコは一パーセント程度であったといわれています。[4]

ところがこの一八八〇年代に、紙巻きタバコの運命は大きく変わることとなります。二四歳の若さで父からパイプ用タバコを製造する会社を引き継いだジェームズ・ブキャナン・デュークが、自らの会社を紙巻きタバコの製造に特化させる決断をしたのです。彼が紙巻きタバコに注目した理由は、すでにライバル社が嚙みタバコとパイプタバコで大きなシェアを占めており、また、連邦政府が紙巻きタバコだけ税率を引き下げることが見込まれていたからでした。[4]

彼は、安価な商品を薄利多売するという賭けに出て、その卓越した商才によって見事に紙巻きタバコで世の中を席巻するのに成功しました。最大の勝因は、ジェームズ・ボンサックが発明した紙巻きタバコ製造機に目をつけ、他社が導入を躊躇するなか、先んじてボンサックとの独占使用契約を結んだことでした。[5] 当初、この機械は故障が多く、思うように事が運びませんでしたが、数年後には紙巻きタバコの大量生産を実現し、大幅なコスト削減に成功しました。

デュークは、マーケティングに通じた経営者でもありました。彼は、大量生産された商品を大量消費へとつなげるために、広告費用として売り上げ額の約二〇パーセントの資金を注《つ》ぎ込み、タバコの箱のなかに、景品として美人女性の写真や絵のカードを挿入しました。[5] 同時に、海外市場の開拓も手がけ、大量生産された商品を米国以外の国々に売りさばきました。さらに、競合するライバル会社を次々に買収、吸収して、一八九〇年にアメリカン・タバコ会社を設立し、一九一〇年には同社は全タバコ製品の約七五パーセントを製造する状況となり、業界の独占をはたしたのです。これらの戦略は見事に功を奏し、紙巻きタバコの使用者数と消費量はまたたく間に激増していきました。[5]

しかし、アメリカン・タバコ会社の成功は、単にデュークの経営手腕だけによってもたらされたものではありません。やはり無視できない貢献は、商品それ自体が持つ「中毒性」でした。というのも、紙巻きタバコこそが最も依存性の高いニコチン摂取法だったからです。実際、細い小さな棒状の紙巻きタバコは別名「ドープ・スティック」（直訳すれば「ヤバい棒」となるでしょうか）とも呼ばれるほどやみつきになりやすく、[6] 一九五五年時点で米国における一五歳以上の男性の半数以上が習慣的に喫煙し、その大部分が紙巻きタバコ使用者という状況になっていました。[7]

このような事態を目のあたりにして、「紙巻きタバコにはアヘンやコカインが混入されているのではないか」と疑う者すらいました。[6] もちろん、そんなはずはありません。使い方さえ工夫すれば、ニコチンだけでも十分に強力な依存を形成することができるのです。

資本主義によるタバコ・エピデミックの拡大

依存症エピデミックは、産業が商品の有害性を隠蔽し、いわば人々を騙すことによって発生することがあります。今日、北米を襲っているオピオイド危機はその典型ですが、世界史上最大のものはやはりタバコであったと思います。

たとえば、第二次世界大戦後、喫煙とがんとの関係を解明する研究プロジェクトが立ち上がると、タバコ業界は、喫煙は安全であると人々に信じ込ませるために、何百万ドルもの資金を投入して次々と広告を打っていきました。これがいかに詐欺めいたやり口であったかは、すでに一九六三年の時点で、タバコ企業の幹部たちが内部文書においてニコチンの依存性を認めていたことからもわかります[8]。それにもかかわらず、公の場や医学界での議論においてはそうした見解に激しく反論し、自分の意志で禁煙や節煙をできる人もいる、という研究結果を利用して、巧みに非難の矛先を消費者へと向け、使用者自身の「意志の乏しさ」に責を負わせました。要するに、安全性を偽って宣伝し、害悪の証拠を亡きものにし、個人に責任をなすりつけたわけです。

さらに、一九五〇年代以降、タバコと肺がんとの関係を否定しようがなくなると、今度は、フィルターを装着した、「低タール高ニコチン」のタバコを流通させるようになりました。実際、一九八二〜九一年のあいだに、米国製紙巻きタバコの平均ニコチン含有量は一〇パーセント以上増加しています。これによって、消費者はますますタバコを手放しがたくなったのです。[6]

アメリカ大陸入植者のタバコ栽培

再び時代を遡り、一六世紀末〜一七世紀初頭に舞台を移します。

初期のアメリカ大陸への入植者——その大半はスペイン人でした——は、先住民が献上するタバコには価値を見出さず、関心はもっぱら金銀にありました。そして実際、新大陸からもたらされた大量の金銀は確実にスペインを豊かにしました。すると、当然のことながら、他のヨーロッパ諸国からの入植者——とりわけ英国人入植者たちは、そうしたスペイン人入植者を妬み、大量の金銀を乗せたスペイン船への攻撃をしかけては略奪をくりかえすようになります。しかし、やがてスペインの輸送船が大型化し、戦闘力が高まると、そうした私掠行為は割に合わない危険な行為となってしまいました。[5]

英国人入植者たちは別の商品に狙いを変える必要に迫られ、その結果、白羽の矢が立ったのがタバコだったわけです。その先鞭をつけたのは、ジョン・ロルフです。彼は、一六一二年、ヴァージニアのジェームズタウンにてタバコ栽培に成功しました。タバコは生長のサイクルが短く、植えつけから出荷まで九カ月でこなせるので、植民地滞在期間中に本国で高く売れる商品を作り出すことができます。しかもタバコには、様々な土地や気候条件下でも栽培できる、という利点もありました。まもなくタバコは入植者たちの経済的基盤となり、当時の植民地においては最大の換金作物となったほどでした。[5]

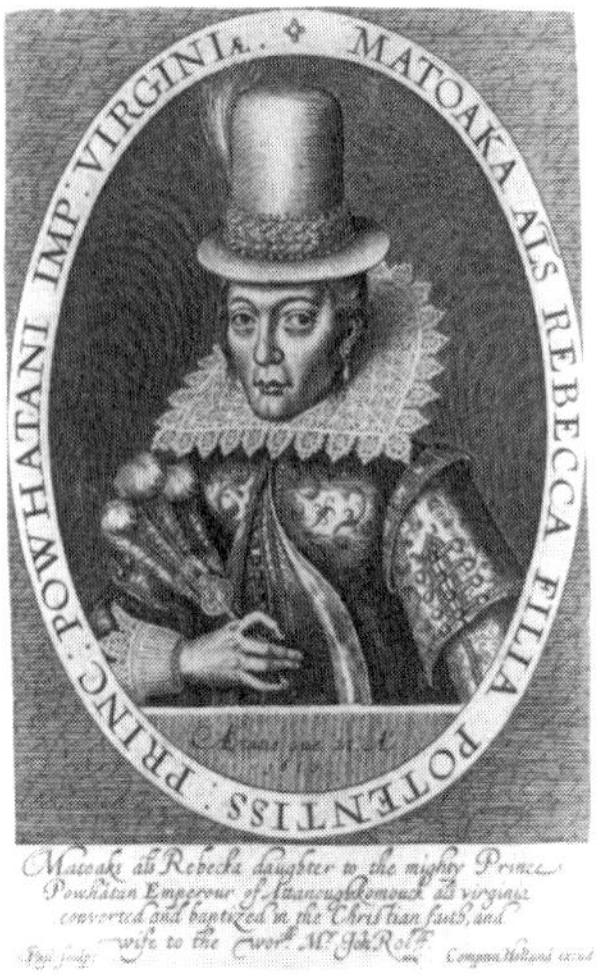
MATOAKA ALS REBECCA FILIA POTENTISS: PRINC: POWHATANI IMP: VIRGINIÆ.
Matoaks als Rebecka daughter to the mighty Prince
Powhatan Emperour of Attanoughkomouck als virginia
converted and baptized in the Christian faith, and
wife to the wor.ll Mr. Joh Rolff.

図10-1　ポカホンタスの肖像（版画）

ちなみに、ジョン・ロルフは、パマンキー・インディアン酋長ポウハタンの娘、ポカホンタス（一五九五?〜一六一七、図10-1）の夫としても知られています。ポカホンタスといえば、ディズニーアニメにおいて、美青年の白人ジョン・スミスと恋に落ち、酋長である父親が棍棒で彼の頭を打ち砕こうとした際には、身を挺して彼の命乞いをする、という創作された美談の主人公として知られています。[9]

もちろん、ポカホンタスが、ポウハタン族酋長の娘であり、先住民と白人入植者とのあいだをとりもった、というのは事実です。ポウハタン族をはじめとする先住民たちは、白人入植者たちによる食料や金の略奪に苦しみ、白人入植者とは一触即発の対立関係にありました。そして、ロルフと結婚する前のポカホンタスは、先住民との和平交渉を有利に進めようとする白人入植者によって誘拐され、なんと人質という立場に置かれていたのです。[9]

しかし、ジェームズタウンの白人指導者であったロルフは、ポカホンタスをキリスト教に改宗させ、彼女と結婚することとなります。それによって、先住民たちとの関係は改善し、ジェームズタウンのタバコ栽培は順調な軌道に乗りました。まもなくロルフは、妻ポカホンタスを伴って英国に帰国しますが、彼女は、「ネイティブ・アメリカンの姫」として英国内で一躍人気者となります。彼女の存在は植民地事業の象徴として投資家の関心を集め、タバコ事業の発展に寄与しました（その後、ポカホンタスは若くして病死しますが、息子の父親が自分とは別の男性であることをずっと根に持っていたロルフによって毒殺された、という説もあります）[10]。

政府のタバコ依存

第9章で述べたように、タバコ嫌いの英国王ジェームズ一世は、スペイン領産タバコに対する理不尽な重関税政策に失敗した後、タバコの輸入元を自国の植民地に一本化し、それに対して課税をするという、実質的な専売に近い政策に切り替えました。その際、上述したようなヴァージニアを中心としたタバコ栽培事業が大いに役立ち、植民地と本国の双方が富を得るという経済の好循環が成立したのです[2]。

しかし同時に、この政策によって政府は深刻なタバコ（税）依存に陥りました。というのも、英国では、タバコ税による税収が国家歳入の五パーセントを占めるに至ってしまったからです[6]。その結果、後年、タバコの害が明らかになっても、政府が思い切ったタバコ規制ができなくなる、というジレンマを抱えてしまったのです。

同様のことは米国でも見られました。一九二〇～三三年の禁酒法施行は、連邦政府にとって酒税という大きな財源の喪失を意味しました。結果的に、タバコ税が税収源として頼みの綱となり、政府はタバコ企業のマーケティングに口出ししづらい状況に置かれてしまったのです[8]。

日本も例外ではありませんでした。明治以降、日本政府はタバコの常習性を利用して徴税の手段とし、財源として重要視していました。当初、デューク率いるアメリカン・タバコ会社と提携した村井兄弟商会が、日本における紙巻きタバコ販売に乗り出し、巨利を得ることに成功していました[2]。しかし、一九〇四年に煙草専売法が成立すると、村井兄弟商会はタバコ販売から撤退し、日本は政府によるタバコ専売へと舵を切ることとなります。そして、日清戦争、日露戦争、さらには第二次世界大戦と、戦争のたびに財源確保のために政府が国民に喫煙を奨励する、ということをくりかえしてきました。こうした政策が、結果的に、一九六〇年代における「成人男性の喫煙率八〇パーセント以上」という異常事態へとつながっていったわけです。

一九五〇年代以降、先進諸国で禁煙運動が活発化しても、日本の禁煙運動は諸外国に比べて遅れをとっていました。その背景には、あまりにも長きにわたって政府の税収が国民の喫煙に依存していたことが影響しています。後に日本専売公社が解体され、「日本たばこ産業株式会社（通称ＪＴ）」として民営化された際も、当初、政府（財務大臣）が同社株の過半数以上を保有しており、そこには重大な利権構造がありました（なお、現在も三分の一超の議決権を保持し続けることになっています）。

最重要軍需品としてのタバコ

戦争は、まちがいなく人々のあいだにタバコ依存症を拡大させた最大の要因の一つです。もちろん、軍事財源確保のために政府が国民のタバコ消費を必要としたのはいうまでもありませんが、同時に、戦場にいる兵士一人ひとりにとっても、タバコは欠かすことのできない最重要軍需品でした。というのも、タバコが含有するニコチンには、神経を鎮め、空腹を抑え、退屈をしのぎ、負傷者を慰める効能があるばかりか、兵士の仲間意識を高め、士気を高揚させる、といった効果まで見られたからです。

コートライトは、第一次世界大戦ではYMCAと赤十字社のスタッフが、戦場で兵士に紙巻きタバコを配ってまわっていたと述べています。当時、YMCAボランティアは、「どの男もシガレット[紙巻きタバコ]を手にすると悩みを忘れるように見えた」と語り、また、ある英国の射撃兵は、「シガレットは弾薬と同じくらい重要だった」と述懐していたそうです。[6]

園田寿によれば、第二次世界大戦においては、米軍兵は一日三〇本ほどのタバコを吸っており、当時の米国におけるタバコ生産量の三分の一は、軍隊によって消費されていた計算になるそうです。[11] この頃戦場で撮られた写真を見ると、疲れ切って泥まみれになった米軍兵は、必ずといってよいほどタバコを咥えて虚ろに笑っています。そして、彼らは退役すると、喫煙習慣を家庭や地域社会に持ち込んだのでした。

他方、ドイツでは、ヒトラーが頑なに喫煙に反対していました。すでにナチス統治下のドイツでは、ヒトラーが推した研究者によって肺がんとタバコの因果関係が明らかにされており、人種衛生学の観点から喫煙の有害性が重要視されていたのです。ですからナチスは、健全で強いゲルマン民族を作り上げるべく、禁煙を強く推奨する姿勢を示していました。

もっとも、現実にはナチスの目論見通りにはなりませんでした。当時のドイツ人男性の八〇パーセントが喫煙者だったからです。園田は、こうした矛盾の原因は、ドイツのタバコ企業がナチス党に多額の献金をしていたためである、と指摘しています[11]。そのため、ナチス政府は表向き喫煙を禁じつつも、実際には兵士一人に一日六本のタバコを支給し、しかもタバコに重税を課して戦費を稼ぐ、という矛盾した政策を採っていました。そればかりか、ナチス親衛隊に対しては、「シュトルム・ツィガレッテ（嵐のタバコ）」という独自ブランドのタバコを好き放題に吸わせていたそうです[11]。

タバコの衰退

エビデンスなきタバコ嫌悪

こうしてタバコは世界中に広まり、人々に受け入れられていきましたが、それでもなおタバコの普及に抵抗する人たちがいました。前章で触れたように、一貫してタバコに否定的だったのが宗教界でした。当初から「異教徒の風習」として喫煙を非難する声は根強く、教皇庁は聖職者に対するタバコ禁止令を何度も発してきました。

医学者のなかにも、健康被害を理由にタバコを非難する者はいました。もっとも、少なくとも一九三〇年代以前までは、有害性に関するエビデンス（科学的根拠）は明らかにされておらず、感情論や生理的な嫌悪感に依拠して、牽強付会な理屈をこねるほかありませんでした。第9章で紹介した、シモン・パウリのように、タバコを「人食いインディアンのような野蛮人の習慣」として断罪するような、あけすけな人種差別はさすがにまれでしたが、エビデンスもないままに、単なる思い込みからタバコを非難する医学者は、決してめずらしくありませんでした。

たとえば、エジンバラ大学教授のジョン・リザーズは、タバコの医学的害として、嘔吐や下痢、潰瘍、無気力、脳うっ血に加えて、梅毒の流行はタバコのパイプの共有を介して人々に広がり、その結果、英国中の人々の肉体や精神、道徳心までをも退化させた、と妄想めいた主張をしています。[5]また、フランス・タバコ濫用反対協会を率いた医学者H・A・ドゥピエーリは、フランス人が普仏戦争に負けた理由として、「［タバコという］麻薬的効果のある植物がもたらした心身の破滅のせいであり……このためにフランス人は知性を失い、息がつけず、手足が衰弱し」たと述べています。英国の医学者ピダックに至っては、タバコの有害性の根拠として、喫煙者の血液を吸ったヒルがただちに死んでしまったと主張する、噴飯物の論文まで発表しています。[5]

初期禁煙運動の勃興と衰退

かくも脆弱なエビデンスにもかかわらず、一九世紀末には各地で反タバコ運動が勃興しています。ちょうど、デューク率いるアメリカン・タバコ会社が紙巻きタバコの大量生産・大量販売を始めてまもない頃のことです。運動自体は一時的なものでしたが、こうした初期反タバコ運動の特徴は、健康対策というよりも、一種の排外運動としての性格が強かった点にあります。現に、英国の禁煙運動では、喫煙はトルコ人の影響による退廃行為と主張され、一方、米国においては、喫煙習慣を広めた張本人としてスペイン人が名指しで責任を追及されていました。

初期禁煙運動の闘士といえば、ルーシー・ペイジ・ガストン（一八六〇～一九二四）が有名です。[2]彼女は、教師時代に生徒の喫煙に悩まされた経験から、児童の喫煙を社会問題として提起しました。そして、同じ頃に勃興していた禁酒運動と合流し、「青少年にとってタバコはアルコールへのゲートウェイ・ドラッグ（入門的薬物）」――大麻もそうですが、有害性が不明瞭な薬物を規制する際、この「ゲートウェイ」理論は便利な理屈として乱用されます――との主張を展開していきました。

その一方で、ガストンらはすべてのタバコを排斥するのではなく、あくまでも紙巻きタバコにターゲットを絞ることで、喫煙者の一部を運動に巻き込もうとしました。そして、一八九九年にシカゴにて「反シガレット連盟」を、さらに一九〇一年には「全国反シガレット連盟」を立ち上げました。以降、この禁煙運動は米国中西部を中心に広がり、各州で未成年へのタバコの販売を禁止する法律が制定されるとともに、一九一三年までに一一の州で紙巻きタバコの販売を非合法化する「禁煙法（反シガレット法）」が施行されました。[2]

しかし、この禁煙法は必ずしも実効性を伴ったものではなく、また、禁煙運動そのものも連邦法による規制にまでは発展しませんでした。それどころか、米国の第一次世界大戦参戦以降には揺り戻しが起こりました。というのも、大量の紙巻きタバコが戦場に送られて、兵士たちに無償配布されるようになり、それに伴って、銃後でも紙巻きタバコはますます普及していったからです。[2]

大戦後の一九二〇年代に入ると、禁煙運動は次第に下火になり、禁煙法を撤廃する州が相次ぎました。その背景には、すでに述べたように、禁酒法施行による税収を補うため、タバコ税収が必須となったことが影響していました。

タバコの有害性に関する決定的なエビデンス

今日、タバコと肺がんとの関係は決定的なものとなっていますが、長いことそのエビデンスははっきりしないままでした。その最大の理由は、二〇世紀初頭まで肺がんは医学における最重要課題ではなかった、という点に尽きるでしょう。当時、肺がんよりも肺結核による死亡者の方がはるかに多く、肺がんは一部の人が罹患する職業病にすぎず、疾患としてはきわめてまれな部類でした。[4]

肺がんが「国際疾病分類」へと正式に登録されたのは、一九二三年のことです。その時点では、米国における肺がんの発生件数はせいぜい年間数百件程度と推定されていました。しかしその後、発生件数は確実に増加しつづけ、一九四〇年には約七一〇〇人を数えるようになりました。[4] この増加の背景には、レントゲンなどの医療機器が開発された結果、肺がんが診断されやすくなったこと、そして、予防医学の進歩によって感染症の爆発的流行を抑えることが可能となったこと、さらには、国民の寿命が徐々に延びたために、発症に比較的長期間を要す肺がんが臨床的課題として表面化するようになったことが挙げられます(ちなみに、一九一〇年に五〇歳だった平均寿命は、一九四〇年には六二・九歳へと上昇しています。[4] 皮肉な話ですが、喫煙人口の顕著な増大にもかかわらず、栄養状態や衛生状態の改善は人々を長寿にしたのです)。

しかし、そのような背景を考慮してもなお、紙巻きタバコの流行が肺がん患者を急激に増加させたことはまちがいないでしょう。それはいまや揺るぎない定説となっていますが、一九二〇年代以前は「嫌疑」の段階でした。それでも医師のあいだでは、肺がんという病名こそ用いなかったものの、紙巻きタバコが何らかの呼吸器系の疾患を引き起こす可能性は気づかれていました。紙巻きタバコは、葉巻やパイプタバコよりも煙の口当たりがまろやかなので、使用者の多くが刺激を求めて煙を肺の奥まで吸い込みます。そのことの影響が早くから懸念されていたのは確かです。[4]

一九二〇年代後半以降になると、徐々に肺がんと喫煙との関係を示すデータが出はじめます(もっとも、この頃はまだタバコの発がん性物質は、タールではなく、ニコチンであると誤解されていました)。一九五〇年代になると、肺がんによる死亡者が全がん死亡者の一五パーセントまでに増加して、タバコと肺がんとの関係を探る気運がようやく高まりました。[5] そして満を持して、一九五四年にタバコと肺がんに関する報告書が刊行されると、喫煙と肺がんとの関係を疑うことはもはや困難な状況となったのです。[4]

やがてタバコの有害性に関して決定打となる研究が登場します。それが、一九八一年に『英国医学会誌』に発表された、国立がんセンターの平山雄《たけし》による論文でした。この論文は、男性喫煙者と同居する非喫煙者の妻の肺がんの罹患リスクが高くなる可能性を指摘し、単に自分の健康を損なうだけではなく、他者の健康を損なうという、喫煙が持つ他害的性質を明らかにするものでした[12]。

これに対して、タバコ産業は平山論文の知見を否定しようと躍起になってネガティブ・キャンペーンを展開しました。しかしその後、平山論文の妥当性は国や地域が異なる研究によっても確認されたばかりか、実験研究によるがん発症メカニズムの解明もなされ、二〇〇〇年頃には、覆せないものとなりました[13]。これを機にタバコをめぐる論調は一気に変化し、諸外国に比べてタバコ対策に遅れをとっていたわが国においてさえも、もはや嫌煙勢力の勝利は明白なものとなりました。その気運は訴訟にも影響しました。事実、二〇〇四年には、江戸川区職員が江戸川区を相手取って、分煙措置を講じずに職員が自席で喫煙することを許容していたとして訴訟を起こし、見事勝訴となっています[14]。

そしてコロナ禍の真っ只中の二〇二〇年四月、わが国で改正健康増進法が施行されました。これにより、多数の利用者がいる施設や旅客運送事業船舶・鉄道、飲食店などにおいて、原則的に屋内が禁煙となり、施設の分類に応じた喫煙の可否や喫煙場所のルール、喫煙所の設置要件などが定められるに至ったのです。

健康ファシズムの暴走なのか？

過剰な予防啓発がもたらすもの

エビデンスという錦の御旗を得た嫌煙・禁煙啓発運動は、世界中で過激さを増していきます。最も顕著なのは禁煙啓発ポスターなどの健康教育でした。それらは憎悪に満ちたキャッチコピーであふれかえり、その多くが、喫煙者の容姿に対する蔑みのニュアンスを前面に押し出していました。いくつか例を挙げれば、「タバコを吸う人は危ない、くさい」「タバコは顔の色つやをインディアンのようにする」「喫煙は女性の鼻を赤くし、ヒゲを生やす」などなど[15]。

より直截に「モク中（喫煙者）の顔」を見せしめとして陳列した医学雑誌もありました。一九八五年、『英国医学会誌』は、喫煙常習者の顔写真集を掲載する、という名誉毀損レベルの暴挙に出ました。喫煙者がどんなに醜いかを示すためのものでした。そこには詩人W・H・オーデン[15]（キッチンのゴミ箱にタバコを捨ててボヤ騒ぎを起こしたことがあります）の顔もありました（図10-2）。

米国はさらに過激でした。毒物学者で医師のペトル・シュクラバーネクによれば、米国の健康増進プロモーションは、喫煙よりひどいものは「核兵器で人類が絶滅することしかない」とすら主張される論調に発展したといいます[15]。暴力や交通事故といった他害的事態を数多く引き起こしているアルコールが、「現代の主要な公衆衛生問題」といった、中立的かつ品のよい言葉で語られているのに比べると、タバコの扱いはあまりにも不当です。

ここに予防啓発の陥穽があるのです。医学と道徳はしばしば混同されやすく、行きすぎた健康信仰や予防啓発は支配と排除の温床となります。そもそも、多くの国で公衆衛生学の起源は富国強兵策に由来しており、それゆえ、些細なきっかけでそれは容易にファシズムや優生思想へと変質し、異端者や少数派の排除へと傾く危うさを孕んでいるのです。私たちは、ナチスドイツこそが早い時期から強固に公衆衛生の知見を政策に生かした国家であった、ということを忘れてはならないでしょう。あるいは、コロナ禍において虚実様々な感染対策情報に不安を煽られた人々のあいだで、他県ナンバー車両に対する嫌がらせや自粛警察、感染者を出した家族に対する誹謗・中傷・嫌がらせが横行したことを思い出すべきです。

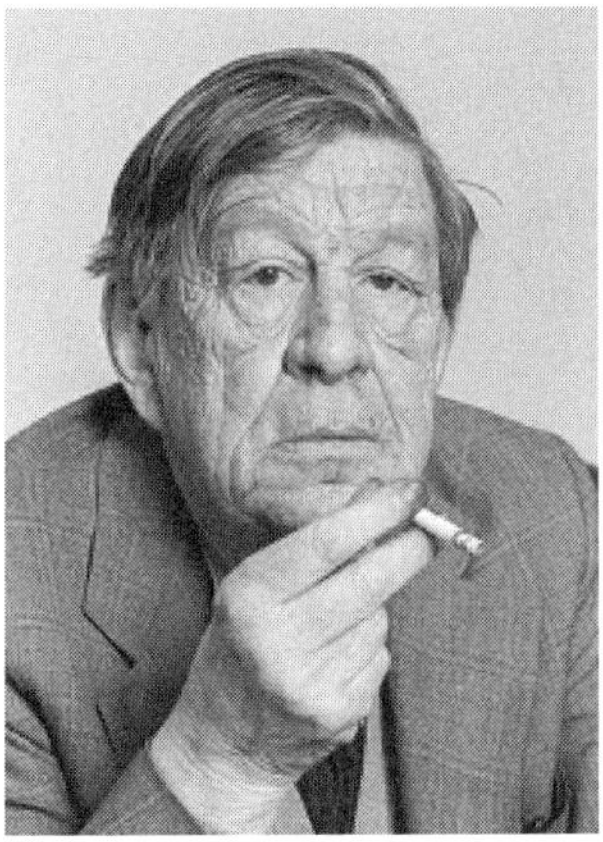
図 10-2　詩人 W. H. オーデン
by Gettyimages (© Radio Times)

奇妙な認識の逆転も起こっています。近年、大麻寛容政策へと舵を切りつつある国際的潮流のなかで、いち早く大麻の嗜好的使用が合法化されたカナダや米国カリフォルニア州においては、大麻よりもタバコの方がはるかに忌避され、差別や偏見の対象となっています。実際、知人のカナダ在住研究者によれば、タバコを吸っていると、「そんな身体に悪いのを吸うのはやめた方がいい。ジヨイント（大麻タバコ）に変えなよ」と助言されるそうです。なるほど、依存性や心臓・血管系への害という点では、タバコの方が危険ではありますが、とはいえ、驚くほどの認識変化です。

許容される医療者の憎悪

タバコの有害性が明確になるなかで、医療者が公然と喫煙者に対する悪意表明を許容する風潮さえ醸成されました。たとえば、有名な『ガーディアン』紙には、チェーンスモーカーのサダム・フセインに禁煙を提案したことを後悔する医師のインタビュー記事が掲載されました。曰く、「正直に言って、私がアドバイスしていなければ、サダムは何年も前に死んでいたはずだと思う。とても大きな間違いをしでかしたと思わずにいられない」[15]。医師の倫理としてこうした発言が許されてよいのか、私は大いに疑問を感じます。

シュクラバーネクは、医学雑誌では、喫煙者が非喫煙者と同じ医療ケアを受けてもよいのか、という議論が定期的に沸き起こっている、と述べています。たとえば、英国王立内科医学会長は、喫煙者と飲酒者に対して、彼らの治療にかかるコストに見合う社会貢献を求めるよう提案していたそうです。実際には、喫煙者も飲酒者もとっくにタバコ税や酒税を払いすぎるくらい払っているわけですが、人々はさらなる追加の負担を求めていることになります。もちろん、わが国にも同様の意見を公然と述べる医師はいて、しばしば生活習慣病の自己責任論を振りかざします。

ともあれ、受動喫煙の被害から人々を守るために、世界の至るところで喫煙者の隔離政策が進んでいます。これまたシュクラバーネクの受け売りですが、『ニュー・サイエンティスト』誌は、「喫煙者を不可触賤民と呼ぶべき時が来た」という見解を公表しているそうです。[15]

不公平な議論と言論の不自由

タバコの有害性を主張するためならば、少々恣意的な考察にも目をつぶり、あたかもそれが正式な科学的知見であるかのように装う予防啓発プロモーションも行われています。たとえば、某医師会作成の禁煙啓発パンフレットには、「タバコを吸うと自殺リスクが高まる」という言説が堂々と記されています。[16]

確かに、そのような考察の余地を残す研究があるのは事実です。その研究は、四〇～六九歳の日本人男性五万七七一四人を対象としたコホート研究であり、年間六〇箱以上のタバコを吸う喫煙者は、非喫煙者と比較して自殺リスクが二倍以上高く、一日の喫煙本数と自殺リスクとが正の相関関係にあることを示しています。[17] しかし元論文では、大量のニコチン摂取がうつ病などの精神疾患を誘発する可能性を匂わせつつも、そこで寸止めし、決して「タバコが自殺を誘発する」とは断じていません。

前章でも触れたように、統合失調症などの精神疾患を抱えている人は、抑うつ気分や意欲低下、不安、焦燥といった精神症状への自己治療としてニコチンの薬理作用を求める傾向があり、一般の人よりも喫煙率が非常に高いことが知られています。[18] 精神科医としての臨床的実感を踏まえれば、上述の研究で見ている喫煙習慣は、精神不調を反映したものにすぎず、喫煙と自殺とのあいだに因果関係があるのではなく、いずれについても精神不調の結果と捉えるのが妥当でしょう。それにもかかわらず、あたかも鬼の首を取ったように、「タバコを吸っていると自殺しちゃうよ」という啓発は、さすがに適切とはいえません。

それから、タバコが疾病予防に役立つといった主張の研究は、公衆衛生関係者から全力で否定、ないしは、価値の矮小化がはかられます。最も印象的だったのは、喫煙者は新型コロナウイルスに感染しにくい、という論文[19,20]が公表されたときの専門家の反応です。ヒステリックなまでに研究デザインの粗を見つけ出そうと躍起になったり、それでも粗が見つからないと、「たとえ感染しにくくとも、感染した場合には喫煙者は重症化しやすいのだ」と議論のポイントを微妙にずらしたりします。さらにその後、「喫煙者だからといって必ずしも重症化するわけではない」[21]という研究成果が発表されると、今度はいっせいにだんまりを決め込み、あたかもそのような研究など最初から存在しないかのようにふるまうのです。

加熱式タバコの有害性についても同様です。すでに、非燃焼・加熱式タバコのエアロゾルは従来の紙巻きタバコ煙に比して毒性が低く、有害物質や一酸化炭素量が顕著に少ないことが示されています。当然、周囲の者に対する受動喫煙の害も、紙巻きタバコに比べればはるかに低くなっています[22](だからといって一〇〇パーセント安全というつもりはありませんが)。もちろん、ニコチンの含有量は紙巻きタバコと変わらないので、心臓・血管系への健康被害はまったく低減されませんが、肺がん罹患リスクや周囲への有害性については明らかに低減されています[22]。

しかし、禁煙派の公衆衛生学者は決してこれを認めません。その理由は、「将来、未知の有害性が発見される可能性がある。まだ安全とはいいきれない」というものです。何より不思議なのは、ハームリダクション、すなわち依存性薬物をどうしてもやめられない、あるいは、やめようとしない人の存在を前提として、薬物使用をやめる、減らすのではなく、薬物使用によってもたらされる二次的弊害を最小化する公衆衛生政策理念に理解のある公衆衛生学者のなかにも、タバコという言葉を耳にしただけで顔を歪めて嫌悪感をあらわにし、「ハーム（弊害）が確実にゼロになっているという保証がない」などと極端に慎重な態度を見せる人がいることです。

奇妙な話です。いうまでもなく、かつて紙巻きタバコがそうであったように、加熱式タバコについても、将来、何らかの有害性が明らかにされる可能性は十分にあり得ます。しかし、ハームリダクションとは、あくまでもハームを低減する対策であって、決してゼロにする対策ではないはずです。そもそも、ヘロイン依存症患者に対して投与される代替的治療用オピオイド薬のメサドンやブプレノルフィンだって、ハームはゼロではなく、「ヘロインよりはまし」というだけの話なのです。

さらに一歩進めていわせていただくならば、身体的健康だけに着目してハームリダクションを語るのは、あまりにも近視眼的、視野狭窄的ではないでしょうか？　思うに、現状、ニコチン依存者にとってタバコがもたらす最大のハームとは、人々から排除され、孤立することです。ご存じのように、近年ＷＨＯは、「孤独と社会的孤立は、私たちの健康とウェルビーイングに深刻な影響を及ぼす」との見解を表明しています。[23] そのことを踏まえれば、非燃焼・加熱式タバコは、完全に健康的とはいえないものの、人々が孤立するリスクを少しだけ軽減する可能性がある、とはいえないでしょうか？

それでもなお、加熱式タバコをも厳しく制限するよう求める者がいるとするならば——あるいは、加熱式タバコ使用者に何らかのサンクションを与え、それによる「困り感」を自覚させて、完全にニコチンと手を切る決断を促すべき、と主張をする者がいるならば、その人は健康にとりつかれるあまり、人間を見失っているといわざるを得ません。

公衆衛生政策は現代の「異端審問官」なのか？

いうまでもなく、タバコにはきわめて強力な依存性があります。そのことは、前章で見たように、あれほど残酷な弾圧にもかかわらず、コロンブスの新大陸発見からほんの一〇〇年あまりでほぼ世界中に浸透している、という事実からも、もはや弁明の余地はないでしょう。

しかし、それ以上にタバコが厄介なのは、依存症システムとも呼ぶべき環境を作り上げた点にあります。つまり、いつしか政府は財政上タバコに依存するようになり、戦争のたびにその状況はますます深刻化し、他方、産業側は虚偽の安全性をことさらに喧伝し続ける——様々な思惑と利権が複雑に絡み合って、依存症当事者を縛り上げ、足抜けできなくする社会のありようです。その結果、人々の脳内報酬系は巨大な手に鷲づかみされ、さらに社会全体が、泥沼から突き出すあまたの触手に足をからめとられる、といった事態に陥ってしまったのです。ヘロインやコカインのようなハードドラッグでさえも、さすがにここまでの浸透力はありませんでした。

そのような歴史を踏まえると、かつて成人男性の八〇パーセントを超えていた喫煙率が、いまや二〇パーセントを割り込まんとするところまで低下している、という事実には、逆の意味で驚かされます。おそらくその背景には、第二次世界大戦以降、世界規模の戦争が発生しておらず、比較的平和な時代が長く続いていることは無視できないでしょう。そのうえで、タバコの健康被害が明らかになってから七〇年以上が経過し、その間に多くの公衆衛生学的研究が精力的になされるとともに、諸国の政府が、タバコ税依存状態からの脱却を目指して、息の長い取り組みをしてきたことの成果といえるでしょう。とりわけタバコ価格の上昇は、未成年者や若い世代のタバコ離れを促進し、長期的な喫煙者率の低下に大きな影響を与えた、と推測されます。

しかし、忘れないでほしいのです。それでもなお、タバコを手放せない人、あるいは、タバコを愛してやまない人は存在します。そして、少数派ないしは異端者へと転落したそれらの人々は、いまやタバコそのものの健康被害よりもはるかに深刻な害に直面しているのです。それは孤立です。

今日、公衆衛生政策は中世ヨーロッパの異端審問官の仕事を担っているかのようです。シュクラバーネクは、ワシントンDC医学会喫煙健康委員会が後援する会議で、ある倫理学者が喫煙について述べた発言を紹介しています。その発言はおおよそ以下のような趣旨でした——喫煙は本質的に道徳に反する。なぜなら喫煙は少なくとも三つの点で道徳の原則を破っているからだ。第一に、喫煙は生命が聖なるものだという原則を否定する。第二に、喫煙は中毒を起こすことで個人の自由意志を否定する。第三に、喫煙は「非喫煙者にとって『不快な面』」があることで「人間社会の有機的関連性」を破壊する[15]……。

突っ込みどころが多すぎます。まず、第一と第二に関しては、「ならばアルコールやカフェインはどうなのか？」と反駁したくなります。とりわけアルコールは、種々の内臓障害に加えて数々の他害的弊害を引き起こしており、タバコだけを特筆すべき格別の理由は見当たらない気がします。

では、第三についてはどうでしょうか？

はたして多数派から見て「不快な面」を持つ少数派の存在は、「人間社会の有機的関連性」を破壊するものなのでしょうか？　もしもその理屈を人種や民族、文化・風習の違い、あるいは性指向や社会的階層の違いに適用したならば、人間社会は一体どうなるでしょうか？　有機的関連の実現でしょうか？　それとも、分断と対立、紛争でしょうか？　答えはあまりにも明白です。

むしろ私はこう考えます。喫煙者が非喫煙者に迷惑をかけずにタバコを楽しめる空間を作れば、喫煙者は非喫煙者と共存し、「人間社会の有機的関連性」を維持できる可能性があるのではないか、と。それとも、くだんの倫理学者は、自身の視界に喫煙者が存在すること、いや、たとえ視界に入らなくとも、地球上のどこかに喫煙者なる人種が存在し、同じ空を眺め、同じ空気を吸っていることが許せないのでしょうか?

そろそろ、まとめましょう。ここで、私の思いを最も端的に表現する言葉を引用して、本章を締めくくりたいと思います。それは、全編喫煙シーンだらけという時代に逆行する映像で話題となった、映画『スモーク』(一九九五年)の原作者・脚本家であるポール・オースター――彼は米国を代表する小説家であり、二〇二四年四月三〇日に肺がんの合併症により七七歳で逝去しました――の言葉です。

「煙草を喫《す》う人はいっぱいいるんだ。僕が間違っていなければ、世界中で毎日十億人以上が煙草に火を点ける。……僕だって喫煙が体にいいと言っているわけじゃない。けれど、日々犯されている政治的、社会的、そして生態学的な非道に比べれば、煙草なんて小さな問題に過ぎない。人は煙草を喫う。これは事実だ。人は煙草を喫うし、たとえ体によくなくても、喫煙を楽しんでいる[24]」

文献
1 中井久夫「禁煙の方法について――私的マニュアルより」『中井久夫コレクション 「伝える」ことと「伝わる」こと』ちくま学芸文庫、二〇一二
2 和田光弘『タバコが語る世界史』山川出版社、二〇〇四
3 上野堅實『タバコの歴史』大修館書店、一九九八
4 岡本勝『アメリカにおけるタバコ戦争の軌跡――文化と健康をめぐる論争』ミネルヴァ書房、二〇一六
5 ジョーダン・グッドマン/和田光弘・森脇由美子・久田由佳子訳『タバコの世界史』平凡社、一九九六
6 デイヴィッド・T・コートライト/小川昭子訳『ドラッグは世界をいかに変えたか――依存性物質の社会

史』春秋社、二〇〇三
7 吉見逸郎・祖父江友孝「日本のたばこ問題に関する現状・歴史的背景・今後の見通しについて——我が国における喫煙の実態」『日本呼吸器学会誌』四二(七)、二〇〇四
8 カール・エリック・フィッシャー／松本俊彦監訳・小田嶋由美子訳『依存症と人類——われわれはアルコール・薬物と共存できるのか』みすず書房、二〇二三
9 阿部珠理編著『アメリカ先住民を知るための62章』明石書店、二〇一六
10 Custalow, L. "Little Bear," Daniel, A. L. "Silver Star," *The True Story of Pocahontas: The Other Side of History*, Fulcrum Publishing, 2007
11 園田寿「戦闘の前にまずは一服」(https://note.com/sonodahisashi/n/nff90b0ed7220)
12 Hirayama, T., "Non-smoking wives of heavy smokers have a higher risk of lung cancer: A study from Japan," *British Medical Journal (Clinical Research Edition)*, 282(6259), 1981
13 片野田耕太「受動喫煙の健康影響とその歴史」『保健医療科学』六九(二)、二〇二〇
14 厚生労働省「受動喫煙をめぐる訴訟の動向」(https://www.mhlw.go.jp/shingi/2009/07/dl/s0709-17j.pdf)
15 ペトル・シュクラバーネク／大脇幸志郎訳『健康禍——人間的医学の終焉と強制的健康主義の台頭』生活の医療社、二〇二〇
16 東京都医師会タバコ対策委員会「タバコQ&A【改訂第二版】」(https://www.tokyo.med.or.jp/wp-content/uploads/application/pdf/nosmokingQandA.pdf)
17 Iwasaki, M., Akechi, T., Uchitomi, Y., Tsugane, S., "Cigarette smoking and completed suicide among middle-aged men: A population-based cohort study in Japan," *Annals of Epidemiology*, 15(4), 2005
18 野田哲朗「精神疾患と喫煙・禁煙の影響」『健康心理学研究』二八(Special issue号)、二〇一六
19 De Lusignan, S., Dorward, J., Correa, A., *et al.*, "Risk factors for SARS-CoV-2 among patients in the Oxford Royal College of General Practitioners Research and Surveillance Centre primary care network: A cross-sectional study," *The Lancet Infectious Diseases*, 20(9), 2020
20 Williamson, E., Walker, A. J., Bhaskaran, K., *et al.*, "OpenSAFELY: Factors associated with COVID-19-related

hospital death in the linked electronic health records of 17 million adult NHS patients," *Nature*, 584, 2020

21 Rentsch, C. T., Kidwai-Khan, F., Tate, J. P., *et al.*, "Patterns of COVID-19 testing and mortality by race and ethnicity among United States veterans: A nationwide cohort study," *PLOS Medicine*, 17(9), 2020

22 大島明「非燃焼・加熱式タバコの評価と今後の課題【OPINION】」『Web医事新報』四八八二、二〇一七年一一月一八日

23 WHO, "WHO launches commission to foster social connection" (https://www.who.int/news/item/15-11-2023-who-launches-commission-to-foster-social-connection)

24 ポール・オースター／柴田元幸他訳『スモーク&ブルー・イン・ザ・フェイス』新潮文庫、一九九五

第11章 「よい薬物」と「悪い薬物」は何が違うのか？

「ビッグスリー」と「リトルスリー」

身近な薬物をめぐる旅もいよいよ終わりが近づいてきました。

本書では、デイヴィッド・T・コートライト[1]のいう「ビッグスリー」（アルコール、カフェイン、タバコ）を中心に、これら身近な薬物と人類とのかかわりの歴史、ならびに現代における使用実態や健康被害を振り返ってきました。

この三つの薬物には共通するエピソードがありました。それは規制の失敗です。いずれの薬物も理不尽な規制や禁止令に遭遇し、さらには使用者や販売者が弾圧されたり、残酷な刑罰が科されたりした時期がありました。それにもかかわらず、これらの薬物は屈することなくしぶとく社会に浸透し、最終的に人々の日常生活に欠かすことのできない身近な存在となったわけです。

それだけに不思議に感じるのです。なぜ「リトルスリー」（アヘン［オピオイド類］、コカイン、大麻)の場合には、規制が易々と成功してしまうのか、と。つまり、規制政策の成否はさておき、基本的に多くの人々は「リトルスリー」に対する規制を従順に受け容れ、表立って抵抗運動をしたり、反対の声をあげたりはしていません。少なくとも、一八世紀のフランスにおいてタバコの課税率引き上げの際に見られたような暴動や革命は発生していませんし、ロシア皇帝ニコライ二世による禁酒令公布や、旧ソ連邦のゴルバチョフ書記長による反アルコール・キャンペーンのときのように、民意が離れ、為政者が失脚するといった事態とも無縁です。

なぜなのでしょうか? そして、「ビッグスリー」と「リトルスリー」を分かつもの、両者のあいだの本質的な違いとは、一体どこにあるのでしょうか?

最終章にあたる本章、蛇足となることを怖れずに、あえて「身近ではない薬物」について少し考えをめぐらせてみます。

薬物を使う人類

薬物の発見

まずは、おさらいから始めましょう。

本書において見てきたとおり、人類は、それぞれが暮らす土地に自生する植物から「好みの薬物」を見出し、文字通り「使い倒して」きました。

たとえばユーラシア大陸においては、その歴史と広がりという点で最強の薬物はアルコールです(もちろん、大陸東部の中国には茶が存在しましたが、歴史という点でアルコールに及びません)。一方、アフリカ大陸北部には、コーヒーが人知れずひっそりと存在し、四〇〇〇年ほど前、満を持してヨーロッパをはじめとする地域で華々しい広がりを見せました。

それから、長いこと隔絶されてきたアメリカ大陸には、タバコがありました(チョコレートやココアの原材料カカオもありますが、拡散力と依存性という点ではタバコの後塵《こうじん》を拝します)。それは、五〇〇〇年ほど前の大航海時代を機に、短期間でユーラシア大陸全域を席巻しました。

これらの薬物はいずれも植物に由来しています。

動物と違い、植物は生を得たときに定められた場所を動くことができず、したがって、害虫から逃げることもできなければ、繁殖に適した肥沃な土地を求めて移住することもできません。そこで、自分の身を守るために、害虫の中枢神経系を攪乱したり、生命活動を停止させたりする物質を作り出し、あるいは、魅惑的な匂いや味を分泌して種子を遠方に連れ出してもらう能力を手に入れました。そうした植物を人類は偶然発見し、やがて意図的に精製して有効成分を抽出、あるいは改良し、医薬品や嗜好品として生活に取り込んできたわけです。

薬物によってもたらされた恩恵

人類がある薬物を受け容れる際には、お決まりの順番というものがあります。

最初は、宗教的な儀式に際しての神器として、そして後には、病気を治し、心身の疲労を癒す医薬品として用いられます。けれども最終的には、日々の生活に喜びと潤いをもたらす嗜好品として、庶民の生活に深く根を下ろすようになるのです。人々は薬物を介して互いに交流し、心の垣根を外してつながりを築き、絆を深め、外敵へと立ち向かうのに欠かせない連帯感を育みます。

そのような文脈における記録上最古の嗜好的薬物使用こそが、第4章で紹介した、シュメール人たちのビール壺[2]であった、と思うのです。人々が壺を囲み、そこにそれぞれのストローを挿して、同じ一つの壺からビールを飲む――この、「同じ釜の飯」ならぬ「同じ壺のビール」を吸った人たちのあいだには、親近感や信頼感が生まれ、その延長線上に郷土愛や地元愛といった、コミュニティに対する忠誠心が醸成されたことでしょう。

おそらく同じ現象は、ロンドンのコーヒーハウスやパリのカフェで同じテーブルを囲んだ人々、あるいは、輪になって同じパイプからタバコの回し吸いをした北米先住民においても生じたはずです。そして、そのような体験は、同志や部族の結束を固くしたにちがいありません。

「身近な薬物」と「身近ではない薬物」の違いとは?

科学技術の進歩による薬物の変容

しかし、科学技術の進歩はこれら「身近な薬物」を危険なものへと変化させせました。

たとえばアルコールを蒸留して少量でも十分に酩酊できるジンを作ったり、安価な紙巻きタバコの大量生産を実現することで、愛煙家がせわしなくチェーンスモークできる状況を作り出したりしました。その結果、それらの薬物が引き起こす健康被害は、いまなお公衆衛生上の重要課題であり続けています。

同じ現象は、「身近ではない薬物」――つまり、「リトルスリー」をはじめとする規制薬物――にもあてはまります。

オピオイド類についていえば、ヨーロッパと中近東の人々は数千年前からこれを使っていました。

ことにヨーロッパにおいて人々は、ケシの実の果汁をエタノールに溶かして作ったアヘンチンキを、咳や下痢を止め、不安を鎮め、眠りを誘う医薬品として用いてきました。ときには、驚くなかれ、夜泣きのひどい赤ん坊にまで投与してきたのです。かくも気軽に頻用していたにもかかわらず、少なくとも一九世紀初め頃まではその健康被害が問題になることはありませんでした。

しかし、一九世紀の半ば頃、事態は一変します。その端緒となった出来事が二つありました。一つは、一八〇五年にドイツの薬剤師フリードリヒ・ゼルチュルナーがアヘンからモルヒネの単離精製に成功したことであり、もう一つは、一八五三年に英国の開業医アレクサンダー・ウッドがピストン式注射器を発明し、モルヒネを皮下注射して世界で初めて局所麻酔に成功したことでした。

「身近な薬物」と「身近ではない薬物」との不思議な関係

興味深いのは、「身近な薬物」への対策が、「身近ではない薬物」の蔓延を引き起こすことがある、ということです。

事実、アヘン蔓延の背景には「ビッグスリー」の薬物が深く関与しています。たとえば、清朝皇帝によるタバコ禁止令が、人々に、タバコに代わる嗜好品としてアヘンに手を出すのを促しました。しかも一九世紀に入ると、人々はそれまで経口摂取で用いられてきたアヘンを、まるで禁じられたタバコを摸倣するように、アヘン膏を煙管に入れて「加熱吸煙」するようになったのです。第9章でも触れたように、この経気道的摂取は非常に依存性の強い摂取方法です[3]。

中国にかぎった話ではありません。英国では、一八世紀前半に起きたジン・クレイズ（ジンに狂った時代）対策として課税を強化した結果、アルコール飲料の価格が高騰し、そのことが人々をアヘン使用へと向かわせました。というのも、医薬品として課税対象から除外されていたアヘンチンキやアヘンの丸薬は、アルコール飲料に比べるとかなり安価だったからです。それで、苛酷な労働と理不尽な搾取に耐える人々は、日々の憂さを晴らす心の友としてこの安価な医薬品に手を出すようになり、一九世紀半ばより英国においても、オピオイド問題は次第に深刻化していったのです[4]。

ある国の「身近な薬物」への欲望が、別の国の「身近ではない薬物」の消費を促進する、という現象もありました。たとえば、英国内における茶（＝カフェイン）に対する需要の高まりは、中国におけるアヘンの消費を促進しています。つまり、大英帝国が中国に対してしかけた、かの悪名高き三角貿易は、中国国内へのアヘン流入を促すとともに、大量の銀の国外流出をも引き起こしました。その結果、中国の人々の経済状況は逼迫し、生活苦に喘ぐ彼らは、日々の苦痛や空腹を紛らわすために、否応なしにアヘンに耽溺せざるを得なくなったのです。

要するに、かつて世界各地で起こったアヘン乱用禍の背景には、アルコールやタバコ、カフェインに対する人類の欲望やその充足の挫折といった出来事があったわけです。そのありさまは、あたかも「何か一つを叩けば、別の一つが飛び出してくる」といった、モグラ叩きゲームめいた様相を呈するものでした。

薬物規制は政治的問題

第2章で紹介した「薬物有害性リスト」[5]でも一目瞭然ですが、合法薬物と違法薬物とのあいだには、有害性に関して明確な医学的根拠はありません。いいかえれば、「合法だから安全で、違法だから有害で危険」とはいえないのです。

誤解を怖れずにいえば、薬物の合法／違法を決定するのは、医学ではなく、政治です。多数の愛好家からの支持があれば、多数決といういわゆる民主主義の原理ゆえ規制は困難となります。要するに、「身近な薬物」とは、多数の人から支持され愛好されている薬物を意味するわけです。そして、多数の支持者を得るための必要条件は、皮肉にも依存性の強さなのです。

しかし、依存性の強さだけでは不十分です。結局のところ、主流派の人々——欧米の白人を中心とするキリスト教文化圏の人々——が、何を自分たちの文化圏の内部のものと感じ、何を外部のものと感じるかが重要となってきます。たとえば、同じアメリカ大陸で先住民によって使われていた二つの薬物——タバコとコカ(コカイン)——を思い起こしてください。ヨーロッパ人に発見された後、両者はそれぞれどのような運命を辿ったでしょうか?

すでに見てきたように、タバコは、主流文化の内側に入り込むのに見事に成功しました。その要因として、ニコチン自体が持つ依存性の強さ、拡散力の強さもさることながら、多くの国において財政上の利益をもたらし、それぞれの国独自の商品が作られたことも無視できないでしょう。その結果、もはや誰も「異民族・異教徒の風習」とは考えなくなり、それどころか、自分たちの文化に昔から存在する習慣とさえ錯覚していたようにも思います。このような「身近さ」は、比較的最近までタバコを「世界商品」といってよいほどの地位に君臨させ続けてきました。

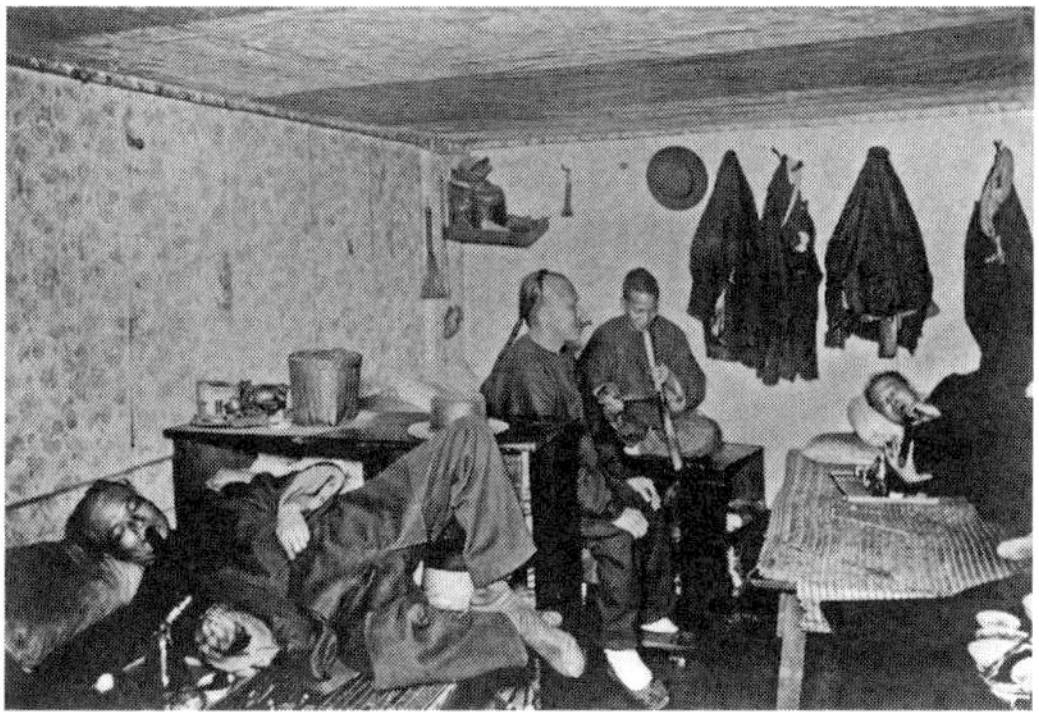

図 11-1　アヘン窟の様子

一方、コカはいつまで経っても「異民族・異教徒の風習」でした。第9章でも触れましたが、コカはインカ帝国の名残を色濃く引きずっていました。したがって、インカ帝国を滅ぼして新たな統治者となったスペインからすれば、コカの使用は、被征服民である先住民の脳裏から消去したい厄介な風習でした。[6] そのような異質性、他者性ゆえに、一時的には医薬品(局所麻酔薬)として用いられたことがあったものの、最終的には、白人コミュニティの外部にある「危険な薬物」と見なされ、社会の敵意を一身に受けることになったのです。

同じことは、オピオイド類にもあてはまるかもしれません。依存症専門医カール・エリック・フィッシャーは、米国におけるオピオイド類への悪感情は、サンフランシスコやニューヨークの中国人街にかつて存在したアヘン窟(図11-1)のイメージに由来すると指摘しています。[7] つまり、身を横たえて長い筒状のパイプでアヘンを吸煙する、懶惰《らんだ》な中国人の姿とオピオイド類とが結びつき、主流文化圏の人々の嫌悪感をかき立て、オピオイド類は完全に「外部の薬物」となった、というわけです。

要するに、ある薬物を規制するかどうかを決定する際には、排他性や差別意識のようなものが影響している、といってよいのではないでしょうか?

なぜ大麻は違法化されたのか?

大麻の歴史

排他性や差別意識と薬物規制の関係を論じるならば、大麻規制の歴史に触れないわけにはいきません。そこで、このあたりで、オピオイド類とコカインに続く「リトルスリー」の最後の一つ、大麻について考えてみましょう。

大麻は、すでに紀元前五世紀頃、現在の中近東付近でスキタイ人やトラキア人によって使用されていたようです。しかし、はたしていかなる目的で用いられていたのかは不明です。

その後、一～二世紀頃になると、大麻はもっぱら鎮痛・鎮静作用を持つ医薬品として用いられていました。事実、後漢時代に成立したとされる古代中国の漢方薬の書である『神農本草経』には、大麻に関する項目が存在します。それには、大麻は毒性がなく、日常的に使用可能な養生薬として、便秘、痛風、リウマチ、生理不順に対する効能がある、と記述されていました[8]。

七世紀に入ると、大麻は薬草として日本にも導入されました。近代日本においても大麻は医薬品として使用されており、一八八六年以降、六五年間もの長きにわたって、大麻は「日本薬局方」(医薬品の規格基準書)に鎮痛薬や喘息治療薬として収載されていました。

娯楽としての大麻使用が広がったのは、大航海時代以降のアメリカ大陸においての話です[9]。大麻草が自生していないアメリカ大陸に最初に大麻を持ち込んだのは、一六世紀半ば頃、アンゴラ出身の黒人奴隷たちでした。そして、中南米の砂糖プランテーションで過酷な労働に従事させられていた黒人奴隷たちは、サトウキビ畑の隅で大麻草を栽培し、仕事の合間に大麻を喫煙していました。労働を監督する白人たちは、大麻を吸った方が奴隷たちの生産性が高まることに気づき、大麻喫煙を容認していたようです。こうして中南米では大麻が普及し、特にメキシコでは大麻使用は大衆の娯楽として一般的な習慣になっていきました。[9]
いずれにしても、少なくともその時点まで、人類は大麻とうまくつきあっていたわけです。

大麻規制のはじまり

大麻が社会から敵視されるようになったのは、比較的最近、二〇世紀前半の米国においてです。

米国が規制に踏み切ったのは、決して大麻による健康被害や社会的弊害が問題化したからではありませんでした。単に一三年続いた禁酒法が一九三三年に廃止となり、連邦禁酒局という組織の命運と、その組織に属するアルコール捜査官――アル・カポネなどの密造・密売組織を取り締まるために創設されたポストです――の雇用が危機に瀕したからです。[10]

この状況を打開するために、ときの禁酒局副長官ハリー・J・アンスリンガーは「別の何か」を規制することを思いつき、そこで、大麻に白羽の矢が立った、というわけです。こうして禁酒局は麻薬局へと看板を替え、アンスリンガーはめでたく連邦麻薬局初代長官に就任します。

アンスリンガーは、有色人種に対する差別感情を巧みに利用して、大麻の取り締まりを正当化し、乱用防止啓発キャンペーンを展開していきました。

当時米国には多くのメキシコ人たちが続々と移住してきました。一九一〇年に始まったメキシコ革命によりメキシコ国内の治安は悪化し、人々は米国に安全と豊かさを求めたのです。しかし、折悪しく、一九三〇年代の米国は大恐慌後の不況に喘いでおり、白人のあいだでは、雇用競合者であるメキシコ人移民に対する敵意や差別感情が高まっていました。それだけに、メキシコ人移民の習慣である大麻喫煙への嫌悪感を煽るのは容易なことでした。

その最初の一歩として、アンスリンガーは、大麻の呼称を意図的に変えています。正式な学名「カンナビス」ではなく、あえてメキシコ風の俗称「マリファナ」を用いるようにしたのです。これは、人々の潜在意識のなかで大麻とメキシコ人移民との結びつきを強固にする、サブリミナルな手法といえるでしょう。

大麻嫌悪は黒人に対する差別意識とも関係していました。大麻は黒人ジャズ・ミュージシャンに愛されており、当時、黒人ミュージシャンには、嬌声を上げる白人女性たちが群がっていました。そのような光景に多くの白人男性が漠然と危機感を覚えていたこともあり、黒人ミュージシャンが吹かす大麻タバコは格好の憎悪対象となり得たのです。そこでアンスリンガーは、大麻の蔓延が黒人男性と白人女性の混血児を増加させる、といったデマを流布させて、白人男性の不安を煽り、モラルパニックを引き起こす戦略をとったわけです[11]。

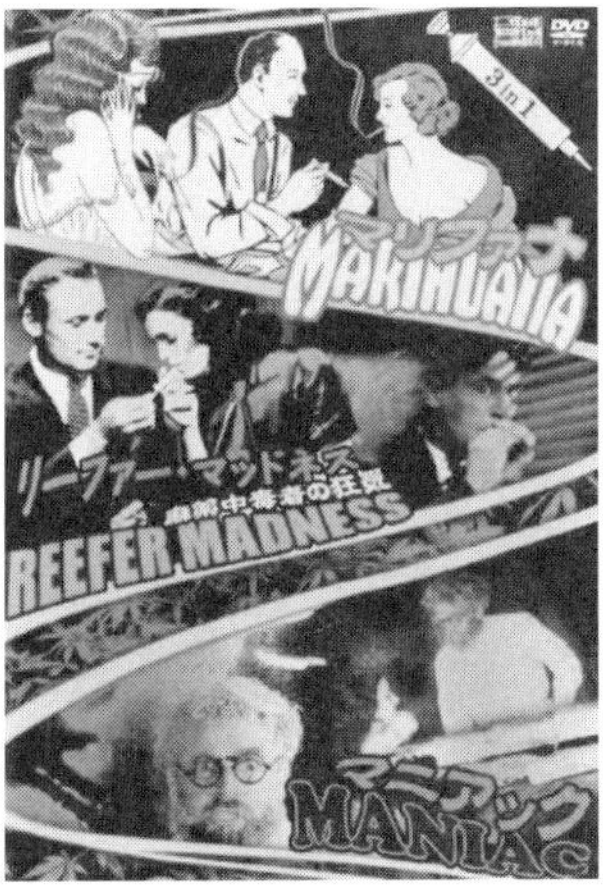

図11-2　映画『リーファー・マッドネス』

さらに、予防啓発のために、一九三六年には『リーファー・マッドネス』(図11-2)なる題名の宣伝映画まで製作し、精力的に米国内各地の映画館で上映しました[10]。その映画というのがなかなかの噴飯物で、教育映画としてではなく、カルト映画として知られています。というのも、大麻の弊害を非現実的なまでに誇張し、「大麻は性欲を刺激し、人を発狂させる。女はみな淫乱になり、男は殺人鬼になるか、自殺する」といった趣旨の作品だからです。

なお、この映画が発端となって、「薬物の恐怖を伝えるためにはデタラメな誇張をしてもかまわない」という、今日まで脈々と続く、薬物乱用防止視聴覚教材の定番的系譜が始まりました。

人種差別と言論抑圧

このように、ある薬物が違法化されると、それによって人種差別がエスカレートし、社会内の格差と分断を増大させることがあります。

米国のコカイン対策ではそれが顕著でした。富裕な白人は、精製された、高価な白い粉末状のコカインを用い、一方、貧困に喘ぐ黒人は、重曹処理をして、砕いた岩の破片のような外観になった、安価なクラックコカインを用いる傾向があります。そして一九八〇年代後半、クラックコカインの乱用禍が社会問題となり、その状況をメディアが騒ぎ立てた結果、連邦政府は、同じコカイン所持でも、クラックコカインの場合にはその量刑を粉末コカインの「一〇〇倍」重く設定する、という理不尽な法律を定めてしまったのです(粉末コカイン五〇〇グラム所持とクラックコカイン五グラム所持とが同じ量刑)[12]。

しかも、警察官たちはことさらに黒人を狙って職務質問を行いました。というのも、多くの警察官が、「黒人に職務質問した方が薬物を発見できる確率が高く、効率的」と考えていたからです。その結果、コカインの使用経験率には人種間でさして違いがないにもかかわらず、重罪を科せられて刑務所に収容されるのは、なぜか黒人ばかりという事態となってしまったのです。[10]

それだけではありません。「クラックをキメた黒人はきわめて凶暴で、通常の拳銃では撃たれた後にも暴れ続ける」という、荒唐無稽な流言が広まったせいで、警察官が携行する拳銃は、より強い破壊力を持つ、口径の大きなものへと変更されたのです。いうまでもなく、その拳銃によって、多くの黒人の命が奪われることとなりました。[10,12]

また、薬物厳罰政策は、しばしば為政者によって反対派の言論抑圧や支持率向上にも利用されてきました。

一九七一年にニクソン大統領がはじめた「薬物戦争」は、まさにそのような言論抑圧の典型でした。当時、公民権運動の激化とベトナム戦争の泥沼化といった出来事が、若者たちに連邦政府への不信感を抱かせ、カウンター・カルチャーによる反戦運動が勃興するなど、米国内の政情は非常に不安定な状況となっていました。

ニクソンによる薬物厳罰政策には、こうした反戦運動の担い手である若者を大麻所持で投獄し、運動そのものを抑え込もうとする意図があったのです。[12] さらに、カウンター・カルチャーにおいて神格化されていた、ＬＳＤやＭＤＭＡなどの幻覚薬についても、意識変革体験を通じて反体制的な人間を作り出す薬物として、次々に規制薬物のリストに加えていきました。一九九四年には、クリントン大統領が五年間で国内に一〇万人の警察官を増員する計画を発表し、薬物厳罰政策を加速させました。それには、白人有権者からの支持を回復する意図があったといわれています。その結果、クリントン政権の時代に、刑務所収監者数は七〇万人増え、全体で二〇〇万人に迫る状況となりました。おまけに、収監者の大半が黒人などの有色人種という状況となり、前科の存在によって、有色人種はますます社会的階層の底辺へと転落していったのです[12]。

薬物依存症を専門とする神経科学者カール・L・ハートは、このような米国の薬物政策を痛烈に批判しています。曰く、刑事司法制度を用いた合法的な人種差別、有色人種虐待である、と[12]。

国際的潮流の大転換

「薬物戦争」の敗北

連邦麻薬局初代長官アンスリンガーは、なんと三〇年あまりもの長きにわたってその座に居座り続けました。官僚人事としてはありえない、この異例の長期政権は、二〇世紀後半の世界の薬物政策に無視できない影響を与えました[10]。

なにしろ、米国は第二次世界大戦の戦勝国であり、経済大国にして軍事大国です。その国の麻薬局長官が、国際機関においていかに大きな発言力・影響力があったかは想像に難くありません。実際、ほとんど好き放題といってよいほど、無理筋の規制を実現させています。今日、各国における薬物規制法の根拠となっている、国連の「麻薬に関する単一条約」(一九六一年)――この条約では、大麻は「医療的な用途がない有害薬物」のカテゴリーに位置づけられていました(二〇二〇年には医療的用途ありとするカテゴリーに変更)――は、実質的に彼の意向がそのまま反映されたものです。

この「麻薬に関する単一条約」以降、同条約を批准した国々では、これを根拠とした薬物規制法を整備し、法と刑罰による薬物政策を実践してきました。しかし、はたしてこうした政策にはいかほどの効果があったのでしょうか?

同条約公布から五〇年が経過した二〇一一年、各国の元首脳や学識経験者を中心に組織された非政府組織「薬物政策国際委員会」は、それまでの五〇年間における世界の薬物問題の動向と「薬物戦争」の成果をレビューしています。そのなかで同委員会は、この「戦争」にはまったく勝ち目がなく、いますぐ撤退する必要がある、という結論を下したのです。[13]

同委員会の報告書は、一九六一年以降の五〇年間、世界中の薬物問題がいっそう深刻になったことを明らかにしています。実際、規制薬物の消費量や、薬物関連犯罪のために刑務所に収容される者の数はこの間著しく増大し、薬物使用者における新規ＨＩＶ感染者数、ならびに、薬物過剰摂取による死亡者数も年々増加の一途を辿っていました。

加えて、薬物使用者が「犯罪者」という烙印を押され、医療や福祉的支援から疎外されている実態もつまびらかにされました。しかし何より深刻だったのは、規制強化が皮肉にも密売組織に巨利をもたらし、もはや国家権力でも麻薬カルテルを統制できなくなっていた、ということです。

この報告書は国連の方針に大きな影響を与えました。まず二〇一三年、国連は、「法の支配は薬物問題を解決する手段の一部でしかなく、刑罰は万能の解決策ではない」と、従来の厳罰政策を一八〇度覆す声明を出したのです[14]。そして、二〇一六年四月、一八年ぶりに開催された国連麻薬特別総会では、「世界各地で起こる様々な犯罪や暴力は、薬物使用ではなく薬物規制の結果」であり、「本来、健康と福祉の向上のためになされるべき薬物規制が、薬物使用者を孤立させている」との宣言がなされたのです[15]。最近では、二〇二三年に国連人権高等弁務官事務所が、「薬物問題の犯罪化は、医療アクセスを妨げ、人権侵害をもたらす」との声明を出しています[16]。

実際、厳罰政策はあまりにも多くの命を犠牲にしてきました。たとえばフィリピンのドゥテルテ前大統領は、麻薬・覚醒剤にかかわる犯罪の容疑者を、裁判にかけないまま、逮捕したその場でいきなり射殺する、という超法規的殺人指令で有名です。驚くべきことに彼は、二〇一六年の大統領就任からわずか半年で六〇〇〇名もの人を殺害したのでした。

一方、寛容政策は被害を最小化し、死亡者を減少させます。二〇〇一年にすべての規制薬物の使用と少量所持の非犯罪化（違法ではあるものの、刑罰の対象とはしない）を行ったポルトガルでは、政策転換から一〇年を経過した時点で、国内のヘロイン使用者数が一〇万人から二万五〇〇〇人にまで減少しました。また、二〇一六年における薬物使用による死亡者数を見てみると、依然として厳罰政策を実施していた米国の場合、一〇〇万人あたりの死亡者が三一二人であったのに対し、非犯罪化を行っているポルトガルの場合には、一〇〇万人あたり六人と、圧倒的に低い数字となったのです。[12]

このようなエビデンスが蓄積されるなかで、世界は、薬物規制法こそが最大の薬害かもしれない、ということに気づき始めたわけです。前に紹介した、国連の様々な提言は、このような文脈を踏まえてなされたものでした。

神話の崩壊

「麻薬に関する単一条約」において、「医療的な用途がない有害薬物」というカテゴリーに分類されてきた大麻や幻覚薬に関しても、近年様々な医療的有用性が明らかになってきました。大麻に関しては、大麻由来成分を含む医薬品が難治性てんかんに対して有効であることが証明され、すでに多くの国で公式の治療薬として承認されています。しかしそれ以上に衝撃的な話題は、何といっても、幻覚薬を用いた治療が依存症や難治性うつ病、心的外傷後ストレス障害に有効である、というものでしょう。

この新しい試みの先頭に立っているのが、第2章で紹介したデヴィッド・ナット博士——二〇〇九年に「MDMAは乗馬よりも健康被害が少ない」と主張して、英国内務大臣の逆鱗に触れ、英国薬物乱用諮問委員会会長を解任された、英国を代表する精神薬理学者にして精神科医――です。

近年、彼はＬＳＤやＭＤＭＡをはじめとする幻覚薬の医療的可能性を追求して、驚くべき研究成果を挙げています[17]。そのなかでも近い将来、実用化される見込みが最も高いのは、マジックマッシュルームに含有される幻覚成分シロシビンによる依存症や難治性うつ病の治療です。ナット博士によれば、シロシビンなどの幻覚薬は、脳内のデフォルト・モード・ネットワークを休止させて人為的にマインドフルネスな状態を作り出すとともに、神経栄養因子を増加させるようです[17]。おそらくそれによって脳内ネットワークの再構成を促し、何かにとらわれた人間の意識を改変するのでしょう。

確かにありそうな話ではあります。なにしろ、アルコール依存症当事者の自助グループ「アルコホーリクス・アノニマス」（通称ＡＡ）の創始者ビル・ウィルソンが体験した、有名な「ホワイトライト体験」――断酒成功の端緒となった幻覚体験――は、ビルの主治医ウィリアム・Ｄ・シルクワース博士が投与した幻覚薬（ベラドンナ・アルカロイドの一種だったといわれています）によるものだったという、まことしやかな噂があるからです[18]。

シロシビンの治療効果に関する文献を読んでいると、近い将来、精神科薬物療法に革命が起こるかもしれない、という期待が高まります。その革命とは、従来の「半永久的に服用し続ける薬物療法」から、「単回の服用で永続的な効果を出す薬物療法」への転換です。その最初の一歩はすでに始まっています。二〇二三年七月より、オーストラリアでは、ＭＤＭＡとシロシビンが心的外傷後ストレス障害に対する公式な治療薬として承認されているからです。[19]

まさしくこれは、一九六〇年代に「医療的な用途がない有害薬物」と決めつけられ、規制対象となってしまった薬物が、敗者復活戦から勝ち上がり、とうとう決勝戦に臨んでいる、といった状況を彷彿させます。実際、かつて新大陸に住む未開部族のおかしな風習としてヨーロッパ文明から否定され、蔑まれていた、ペヨーテ（南米に自生する幻覚作用を持つサボテンの一種、有効成分としてメスカリンを含有）やアヤワスカ（南米に自生する幻覚植物、有効成分としてジメチルトリプタミンを含有）を用いた呪術的医療ですが、ここに来て復権の兆しもあります。[17]

幻覚薬をめぐる一連の事実は、これまでの薬物規制法の根拠をぐらつかせるどころか、覆しかねないものです。なぜなら、もはや薬物に関して、「どれがよい薬物で、どれが悪い薬物なのか」を簡単には判断できない時代が到来しているからです。

このような現実を前にして、私はこう自問しないではいられません――「薬物戦争において、人類は一体何と戦ってきたのか」と。

この問いに答えるのは容易ではありませんが、この戦争が不毛で無意味なことだけは明らかでしょう。

「よい薬物」も「悪い薬物」もない

私たちの長い旅路も、いよいよこれで本当の最後となります。締めくくりにあたって、本書における私の主張を改めてまとめておきましょう。それは、おおよそ次の三点に整理できます。

第一に、**薬物の違法／合法は医学的にではなく、政治的に決定される**、ということです。ここでいう「政治的」とは、ある薬物を支持する者が多数派に属しているのか否かによって、という意味です。もちろん、多数派という立場を手に入れるには、その薬物がいかなる弾圧や禁令にも屈しない拡散力――つまり、強力な依存性――を持っている必要があります。しかし同時に、人種的、民族的に「外部」の風習といった差別的イメージを払拭し、そのコミュニティの主流派の人たちが自分たちの「内部」の習慣と認識するようになるかどうかも重要です。こうした条件をクリアした薬物群こそが、かの「ビッグスリー」なのです。

第二に、**「よい薬物」も「悪い薬物」もなく、あるのは「よい使い方」と「悪い使い方」だけ**、ということです。ともすれば薬物政策は、薬物を「よい薬物」と「悪い薬物」とに分け、前者の弊害には目をつぶるか気づかないふりをし、後者のみを法と刑罰によって規制する、という方法で行われてきました。しかし、すでに見てきたように、病気による苦痛を緩和するための処方薬や市販薬といった医薬品もまた、使い方いかんでは様々な健康被害を引き起こす危険性があります。

実際、市販薬のなかには、今日の医学的水準に照らして、多くの医師が「さすがにこれはまずいだろう」と感じる、時代遅れの危険な成分を含有するものがあります。そして今日、市販薬乱用がかくも社会問題となっているにもかかわらず、そうした製品は依然としてドラッグストアで販売され続けているのです。もはや私たちは、一般に「よい薬物」とされている薬物に関しても、その評価を鵜呑みにすべきではないのでしょう。
そして最後に、**「悪い使い方」をする人は何か別に困りごとを抱えている**、ということです。本書でも触れてきたように、蒸留酒やタバコが浸透していった背景には、深刻な社会問題がありました。たとえば、ジン・クレイズの背景には、産業革命の時代における苛酷な労働環境が、そして喫煙率上昇の背景には、度重なる戦争——兵士が苛酷な戦場に耐え、政府が戦費財源を確保する必要に迫られる——が無視できない影響を与えていました。

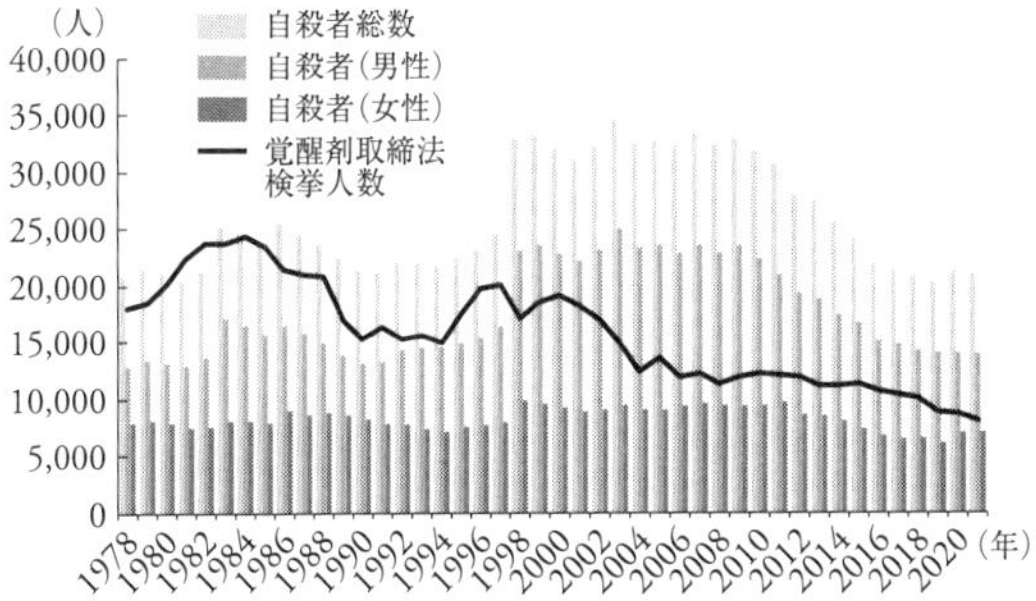

図 11-3　わが国における自殺者総数および覚醒剤取締法違反検挙人数の推移
(厚生労働省『自殺対策白書』および法務省『犯罪白書』より作成)

同じことは、「身近ではない薬物」にもあてはまります。第1章で触れたように、米国における二回にわたるオピオイド危機にしても、南北戦争が人々の心に残した爪痕、すなわち心的外傷の問題や、中西部〜五大湖周辺の工場労働者の失業と経済的困窮といった問題がありました。

こうした傾向は、わが国が経験した覚醒剤乱用禍にもあてはまるかもしれません。傍証となるデータがあります。最近五〇年にかぎって考えても、わが国における自殺者総数のピーク(一九八三〜八七年、一九九八〜二〇一一年)は、同じ期間における覚醒剤取締法違反による検挙人員のピーク（一九七八〜八七年、一九九六〜二〇〇三年）と、不思議と時期の近似が見られます（図11-3）。

これは単なる偶然ではないと、私は考えています。おそらく社会に蔓延する何らかの息苦しさや、その時代において人々が抱えていた生きづらさが、一方でアディクションの問題として浮上し、他方で自殺の問題として表面化したということではないでしょうか？

要するに、薬物問題の本質は、「薬物」ではなく、「人間と社会」の側にある、ということです。なぜなら、アリストテレスを引き合いに出すまでもなく、人間は社会的動物ではありますが、同時に、薬物を使う動物でもあるからです。

文献

1 デイヴィッド・T・コートライト／小川昭子訳『ドラッグは世界をいかに変えたか――依存性物質の社会史』春秋社、二〇〇三

2 マーク・フォーサイズ／篠儀直子訳『酔っぱらいの歴史』青土社、二〇一八

3 Kapoor, L. D., *Opium Poppy: Botany, Chemistry, and Pharmacology*, The Haworth Press Inc., 1995

4 牧嶋秀之「アヘンの社会学――『エドウィン・ドルードの謎』をめぐって」『Seijo English monographs（青木健教授退職記念号）』四三、二〇一一

5 Nutt, D. J., King, L. A., Phillips, L. D., *et al.*, "Drug harms in the UK: A multicriteria decision analysis," *Lancet*, 376(9752), 2010

6 ジョーダン・グッドマン／和田光弘・森脇由美子・久田由佳子訳『タバコの世界史』平凡社、一九九六

7 カール・エリック・フィッシャー／松本俊彦監訳・小田嶋由美子訳『依存症と人類――われわれはアルコール・薬物と共存できるのか』みすず書房、二〇二三

8 国立研究開発法人科学技術振興機構・社会技術研究開発センター「安全な暮らしをつくる新しい公／私空間の構築」研究開発領域 ATA-net：第一回ティーチイン「大麻――禁じられた歴史と医療への未来」(https://ata-net.jp/joint/teach-in/teach-in1)

9 Pinho, A. R., "Social and medical aspects of the use of cannabis in Brazil," Rubin, V. ed., *Cannabis and culture*, De Gruyter Mouton, 1975

10 ヨハン・ハリ／福井昌子訳『麻薬と人間 100年の物語――薬物への認識を変える衝撃の真実』作品社、二〇二一

11 山本奈生「一九三〇年代米国における大麻規制――ジャズ・モラルパニック・人種差別」『佛大社会学』四四、二〇二〇

12 カール・L・ハート／松本俊彦監修・片山宗紀訳『薬物戦争の終焉』みすず書房、二〇二五(近刊)

13 Global Commission on Drug Policy, "War on drugs: Report of the Global Commission on Drug Policy" (https://www.globalcommissionondrugs.org/reports/the-war-on-drugs)

14 国際連合広報センター「国際薬物乱用・不正取引防止デー(六月二六日)事務総長メッセージ」(https://www.unic.or.jp/news_press/messages_speeches/sg/4276/)

15 United Nations Office on Drugs and Crime, *Outcome Document of the 2016 United Nations General Assembly Special Session on the World Drug Problem*

16 United Nations Human Rights Office of the High Commissioner, *UN Experts Call for End to Global 'War on Drugs'*

17 デヴィッド・ナット／鈴木ファストアーベント理恵訳『幻覚剤と精神医学の最前線』草思社、二〇二四

18 ウィリアム・L・ホワイト／鈴木美保子・山本幸枝・麻生克郎・岡崎直人訳『米国アディクション列伝――Slaying the Dragon(スレイング・ザ・ドラゴン) アメリカにおけるアディクション治療と回復の歴史』特定非営利活動法人ジャパンマック、二〇〇七

19 Haridy, R., "Australia to prescribe MDMA and psilocybin for PTSD and depression in world first," *Nature*, 619, 2023 (https://www.nature.com/articles/d41586-023-02093-8)

あとがき

依存症臨床の駆け出し時代、私はよく考えたものです――もしもある日突然、タバコが法律で禁じられたなら、自分はかなりタチの悪い乱用者、いや累犯者になるはずだ、と。きっと往生際悪くあの手この手で隠れて喫煙を続け、何度服役しても懲りもせず、たとえ無理矢理に病院や治療施設にぶち込まれても引田天功さながら脱出する――そんな人間になるはずだ、と。

同時に、こうも自問しました。なぜアルコールやニコチン、カフェインはよくて、覚醒剤や大麻はダメなのか、と。あるいは、医薬品だって依存症になる人はいるのに、なぜ医薬品はよくて違法薬物は悪いのか、両者のあいだには何か根本的な違いはあるのか、と。

もちろん、本書でくりかえし述べてきたように、医学ではこの問いに答えることができません。答えは歴史学や社会学にあり、それゆえ、その問いの探究は臨床医の能力を超えています。

それでも、いつかは自分なりにこれら身近な薬物のことを深掘りしたいと考えてきました。なるほど、わが国には、薬学や歴史学の研究者によって書かれたそのような著作はありますが、依存症専門医によって書かれたものは存在しません。私は、これは奇妙な話だと思っていました。というのも、政府が薬物を規制するのは、人々を薬物使用による様々な健康被害から守るためですが、そのなかでも最大の健康被害は、何といってても依存症――有害性を知ってもなお薬物を手放せない病気――だからです。

むしろ、このテーマこそ依存症専門医が真剣に取り組むべきだ――そう意気込んではみたものの、実際の執筆は困難を極めました。遡れば、本書執筆は、第2章で紹介した、「ストロング系チューハイは危険」発言によるSNS炎上からまもない二〇二〇年初頭、岩波書店から声がけいただいたのに端を発しています。当初二つ返事で快諾したまではよかったのですが、その後、一行も書き出せないうちに歳月が流れ、気づけば、依頼時に始まったコロナ禍もいつしか明けていました。いくつかの酒造メーカーは「ストロング商戦」からの撤退を表明するなど、ストロング系の悪名が少しずつ世の中に広まりつつありました。「書きあぐねているうちに旬を逃したか！」と焦ったのを覚えています。

言い訳させていただくと、私は自分が向き合っているテーマの大きさに圧倒されていました。構想段階で身近な薬物の歴史を調べているうちに、人類と薬物との深い関係を思い知らされ、パソコンを前にして金縛りに遭ったように指が動かなくなったのです。

しかし、それでもなお書きたいという気持ちは萎えませんでした。たとえ表面上、「ストロング系禍」が沈静化したところで、人類にとって最も身近で、最も有害な薬物は依然としてアルコールであり、加えて、ニコチンやカフェインもまた油断できないからです。そして歴史が証明するように、これらをいくら規制したってその効果には限界があります。

四年に及ぶ「書く書く詐欺」の月日を経て、最終的に私は意を決しました。編集部に「御社ウェブマガジンに毎月一章ずつ記事を書く。それを一年続けて本にする」と宣言し、もはや逃げも隠れもできない状況にみずからを追い込むことにしたのです。

そんなわけで、本書は、岩波書店のウェブマガジン「たねをまく」での連載「身近な薬物のはなし」を加筆修正するかたちで作られました。作業をやり遂げたいま、結果はどうあれ、とにかく安堵しています。診療と研究、講演出張の合間に月一ペースの連載をこなす日々は、いまも悪夢に見るほど大変でしたが、岩波書店の大竹裕章さんの人並み外れた忍耐と、きめ細やかな伴走のおかげで何とか完走することができました。大竹さんにはこの場を借りて深謝申し上げます。

本書が、依存症に関心のある人はもちろん、アルコールやカフェイン、ニコチンのいずれかを愛するすべての人に読まれることを心より願っています。

二〇二五年一月

松本俊彦

松本俊彦

精神科医．国立精神・神経医療研究センター精神保健研究所 薬物依存研究部 部長．1993年佐賀医科大学卒．横浜市立大学医学部附属病院精神科，国立精神・神経医療研究センター 精神保健研究所 司法精神医学研究部，同研究所 自殺予防総合対策センターなどを経て，2015年より現職．2017年より国立精神・神経医療研究センター病院 薬物依存症センター センター長．第7回日本アルコール・アディクション医学会柳田知司賞受賞，日本アルコール・アディクション医学会理事．著書に『自傷行為の理解と援助』(日本評論社 2009)，『もしも「死にたい」と言われたら』(中外医学社 2015)，『薬物依存症』(ちくま新書 2018)，『誰がために医師はいる』(第70回日本エッセイスト・クラブ賞，みすず書房 2021)他多数．訳書にターナー『自傷からの回復』(監修，みすず書房 2009)，カンツィアン他『人はなぜ依存症になるのか』(星和書店 2013)，フィッシャー『依存症と人類』(監訳，みすず書房 2023)他多数．

身近な薬物のはなし――タバコ・カフェイン・酒・くすり

2025年3月13日　第1刷発行
2025年6月5日　第3刷発行

著　者　松本俊彦《まつもととしひこ》

発行者　坂本政謙

発行所　株式会社 岩波書店
〒101-8002　東京都千代田区一ツ橋2-5-5
電話案内　03-5210-4000
https://www.iwanami.co.jp/

印刷・三秀舎　製本・松岳社

ISBN 978-4-00-024900-3　Printed in Japan